DU

BROMURE DE POTASSIUM

(PHYSIOLOGIE ET THÉRAPEUTIQUE)

PAR

SAÏB-MEHMED

Né à Constantinople,

DOCTEUR EN MÉDECINE DE LA FACULTÉ DE PARIS.

PARIS

LOUIS LECLERC, LIBRAIRE-ÉDITEUR

14, RUE DE L'ÉCOLE-DE-MÉDECINE

1869

DU

BROMURE DE POTASSIUM

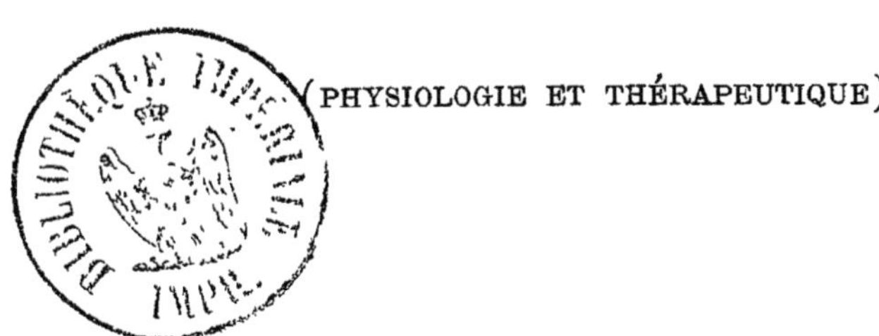

(PHYSIOLOGIE ET THÉRAPEUTIQUE)

DU

BROMURE DE POTASSIUM

(PHYSIOLOGIE ET THÉRAPEUTIQUE)

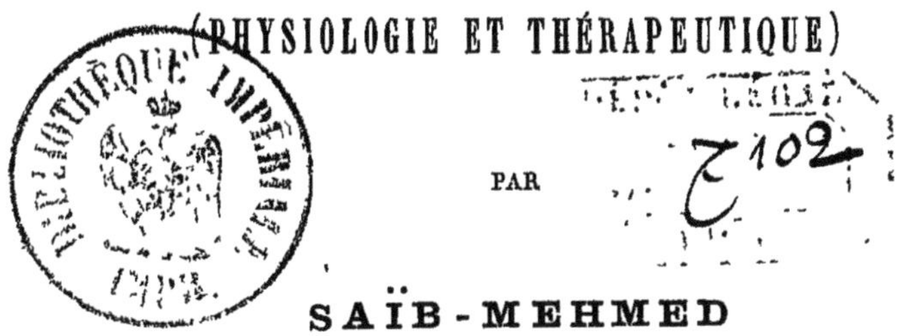

PAR

SAÏB-MEHMED

Né à Constantinople,

DOCTEUR EN MEDECINE DE LA FACULTE DE PARIS

PARIS

LOUIS LECLERC, LIBRAIRE-ÉDITEUR

14, RUE DE L'ÉCOLE-DE-MÉDECINE

1869

DU

BROMURE DE POTASSIUM

PHYSIOLOGIE ET THÉRAPEUTIQUE

PRÉFACE

Le bromure de potassium, introduit dans la thérapeutique par Pourché (de Montpellier), Andral et Fournet, vers l'année 1837, n'a guère été étudié au point de vue physiologique que depuis 1850.

Vers cette époque, parurent les thèses de MM. Huette et Rames, qui, sous la direction de leur maître, M. Puche, étudièrent les effets du bromure de potassium sur l'homme. Leurs essais, tentés dans le but de rechercher un succédané à l'iodure de potassium dans le traitement de la syphilis, n'ont pas réussi suivant leur attente, mais ils ne restèrent pas précisément infructueux, puisqu'ils démontrèrent d'une manière tout à fait convaincante les effets sédatifs de ce médicament, et qu'ils dotèrent ainsi la thérapeutique d'un hypnotique utile.

Avant les expérimentations de M. Puche, nous ne trouvons à signaler que quelques recherches de MM. Bouchardat et Stuart Cooper, dont les résultats sont consignés dans l'*Annuaire de thérapeutique* de 1847.

Puis vinrent les recherches intéressantes de M. Debout, surtout celles de M. Gubler, publiées dans le *Bulletin de thérapeutique*, en 1864; dans le même journal, en 1866, les deux articles de M. Auguste Voisin; mais c'est surtout dans ces deux dernières années que les études des propriétés physiologiques du bromure de potassium ont été plus approfondies, et nous devons à MM. Laborde, Martin-Damourette, Pelvet, Meuriot et Rabuteau, de nombreuses et importantes expériences, dont il nous faudra tenir compte, car leurs travaux ne sont pas sans avoir fourni de précieux résultats qu'il ne nous a été donné, en bien des circonstances, que de contrôler et de vérifier dans le cours de notre expérimentation.

La littérature médicale étrangère nous fournit plus d'applications thérapeutiques de ce médicament que de données sur ses effets physiologiques. Ne nous occupant d'abord ici que de ce qui a trait à la physiologie, nous ne signalerons que les noms de Horing, de de Græfe, Prieger, Bartholoy, Fallani, Namias, etc.; mais en Allemagne, l'année dernière, parut un mémoire de MM. Eulenburg et Guttmann, qui, avec ceux de MM. Laborde, Martin-Damourette et Pelvet, constitue aujourd'hui la principale base sur laquelle est édifiée l'histoire physiologique du bromure de potassium.

Nous nous servirons des données utiles que nous fournissent les travaux de nos prédécesseurs, et nous chercherons dans notre thèse à faire un tableau exact et complet des effets physiologiques, toxiques et thérapeutiques du bromure de potassium, en nous appuyant sur toutes les expériences ayant trait à notre sujet, sur toutes celles qui ont été publiées, ainsi que sur nos recherches personnelles.

Nous devons à la vérité d'ajouter que notre tâche a été singulièrement facilitée par nos notes prises au cours de M. Sée, professeur de thérapeutique, en 1867-68, et par la lecture du livre récent de notre cher et vénéré maître, M. le professeur Gubler (*Commentaires du Codex*).

Nous passerons en revue, dans un premier chapitre, les effets physiologiques et toxiques du bromure de potassim chez l'homme et chez les animaux; dans un second chapitre, nous en ferons l'étude analytique, en nous appuyant sur nos expériences, et enfin, dans un troisième chapitre, nous donnerons l'action thérapeutique du bromure de potassium.

CHAPITRE PREMIER.

DES EFFETS PHYSIOLOGIQUES ET TOXIQUES DU BROMURE DE POTASSIUM OBSERVÉS SUR L'HOMME ET SUR LES ANIMAUX.

Pour écrire la physiologie d'un médicament, il importe de rapprocher de ses effets obtenus sur l'homme sain ou malade ceux qu'on observe sur les animaux, et de demander à la physiologie expérimentale des données que la clinique et l'observation de l'homme seraient impuissantes à nous fournir.

L'expérimentation sur les animaux est indispensable, puisque nous trouvons chez eux seuls la facilité d'analyser les symptômes que nous observons; mais les résultats qu'elle donne doivent être confrontés sans cesse avec ceux que l'on obtient en expérimentant directement sur 'homme. Il serait imprudent de vouloir déduire d'une série de recherches entreprises avec un médicament sur des animaux inférieurs la nature intime des effets physiologiques produits par le même agent sur les animaux supérieurs et sur l'homme. Il y a souvent analogie dans les effets produits, mais parfois on rencontre des différences notables. Dans le cours de notre travail, nous signalerons les points de contact entre les résultats obtenus par les deux méthodes, en expérimentant sur l'homme et sur les animaux, mais nous noterons également quelques caractères distinctifs dans les effets observés de part et d'autre, et cela tout particulièrement à propos des recherches sur les grenouilles; précisément, ce sont ces animaux qui ont jusqu'à présent servi presque exclusivement à tous les expérimentateurs de ces dernières années, et c'est là, croyons-nous, ce qui les a entraînés à tirer des conclusions qui ne concordent pas exactement avec ce que l'on observe sur l'homme.

Ainsi, comme MM. Laborde, Martin-Damourette et Pelvet, nous avons vu comme effet du bromure une courte période d'excitation sur les grenouilles précédant l'apparition des phénomènes de sédation nerveuse. Cette première période existe t-elle chez l'homme et chez les animaux supérieurs? Nous pouvons répondre, d'après nos propres recherches et avec tous les autres observateurs, que non; qu'elle ne se présente que chez les grenouilles; qu'il ne se passe chez l'homme et chez les animaux supérieurs aucun phénomène qui s'en rapproche.

Nous avons cité cet exemple, afin de bien faire voir que l'expérimentation sur les animaux doit être sans cesse contrôlée par l'observation clinique pour pouvoir donner des résultats exacts, et puis, parce qu'il n'y a pas toujours identité parfaite entre les effets produits par un agent médicamenteux sur l'homme et sur les animaux. Comme notre but est d'arriver à connaître la nature de ses effets sur l'homme, nous ne devons considérer l'expérimentation sur les animaux que comme un moyen d'atteindre ce but.

Cette manière de voir semblera, nous le pensons, raisonnable à tout le monde, et cependant, aujourd'hui encore, nous voyons dans des écrits récents qui traitent de thérapeutique expérimentale, une tendance à conclure volontiers sans vérification, sans contrôle, des animaux, de la grenouille même à l'homme.

Voici maintenant l'ordre dans lequel nous allons exposer nos recherches sur le bromure de potassium. Dans ce chapitre, nous tracerons un tableau complet des effets physiologiques et toxiques du bromure observés chez l'homme, puis nous reproduirons les expériences qui ont été entreprises sur les animaux par nos devanciers.

§ 1.

TABLEAU DES EFFETS PHYSIOLOGIQUES ET TOXIQUES DU BROMURE DE POTASSIUM OBSERVÉS SUR L'HOMME.

A. — *Généralités, mode d'administration.*

Chez l'homme, le bromure de potassium ne peut être administré à l'intérieur qu'en solution diluée; pour faire des injections hypodermiques avec ce sel, il faudrait avoir recours à des solutions concentrées, afin de pouvoir administrer sous un petit volume une dose convenable du médicament; mais alors ce ne serait pas sans inconvénients sérieux que l'on tenterait une pareille expérience; chez les animaux, avec une solution peu concentrée même, on détermine toujours au moment de l'injection une douleur assez vive, et souvent il survient, les jours suivants, au lieu de l'injection, un phlegmon qui se termine par suppuration et parfois même par sphacèle.

Il y a donc danger, d'après ce que nous enseigne l'expérimentation sur les animaux, à tenter sur l'homme d'appliquer la méthode hypodermique pour l'administration du bromure de potassium. Nous repoussons donc le conseil donné par MM. Martin-Damourette et Pelvet de recourir à cette pratique.

A l'intérieur ce médicament peut être administré par la voie stomacale, c'est d'ailleurs ce qui a lieu toujours; et comme le bromure est facilement supporté, il n'y a pas lieu, croyons-nous, de rechercher souvent une autre voie d'introduction; cependant, on pourra songer dans certaines circonstances exceptionnelles à la possibilité de se servir du rectum pour son administration.

Chez les animaux, l'expérience démontre que de cette manière on obtient à peu de chose près les mêmes effets avec les mêmes doses que par la voie stomacale. On pourrait également avoir recours chez l'homme, pour obtenir des effets locaux, à l'administration de bains bromurés; plus souvent, et cette pratique a paru déjà donner dans les mains de MM. Fournet, Andral et Pourché des résultats satisfaisants, on appliquera à l'extérieur des compresses imbibées dans des solutions de bromure de potassium, ou l'on fera des frictions avec des pommades bromurées.

L'expérimentation prouve encore dans ce cas que l'imbibition peut être aussi utilisée chez les animanx supérieurs ; nous verrons que les effets du bromure se localisent d'abord dans le membre où l'injection a été faite, et qu'ils ne se généralisent que plus tard.

Le bromure appliqué en collyre, en gargarisme, a également une action locale énergique qui peut être utilisée. Il peut être aussi administré en pulvérisation; dans ce cas, il agirait, semble-t-il, d'après M. le Dr Marcq, avec une grande intensité.

Doses, accoutumance.— Les petites doses inférieures à 1 gramme ne paraissent produire aucun effet appréciable sur l'homme adulte, il faut toujours atteindre au moins cette quantité, et encore faut-il, pour en obtenir quelques effets, prolonger son usage plusieurs jours.

Il arrive aussi qu'après quelque temps cette même dose n'a plus d'action, il faut alors l'augmenter ; il y a en quelque sorte accoutumance de l'économie.

Une autre particularité à signaler, c'est qu'à la suite de l'administration de doses élevées de bromure de potassium, si l'on vient à obtenir quelques accidents toxiques comme ceux que nous décrirons plus loin, et si l'on cesse brusquement son usage, on ne voit disparaître les accidents que lentement. Lorsque nous nous occuperons de l'élimination, nous chercherons l'explication de ce phénomène.

A quelle dose le bromure devient-il un poison pour l'homme ?

Nous répondrons à cette question un peu plus loin.

Disons toutefois dès maintenant que l'on peut atteindre journellement des doses de 6 à 8 et 10 grammes, sans avoir à craindre l'apparition d'effets toxiques bien sérieux; néanmoins, si cette pratique était longtemps prolongée, cela ne serait peut-être pas sans inconvénients. La dose habituelle doit être de 2 à 4 grammes par jour ; la dose maximum de 8 à 10 grammes.

B. Pendant longtemps les bromures, et, en particulier, le bromure de potassium, n'ont dû leur réputation en thérapeutique qu'à l'efficacité de certaines eaux minérales où ces sels se trouvent contenus. Mais ces eaux doivent plutôt leur action aux iodures qui, à bon droit, revendiquent la principale part dans leurs effets curatifs (Trousseau et Pidoux, *Traité de thérapeutique*, t. Ier, p, 336). La découverte du brome, due à M. Balard, ne remonte, d'ailleurs, qu'à 1826, et le premier essai du bromure de potassium en thérapeutique ne date que de 1837.

Ce n'est donc qu'à partir de cette époque, comme nous l'avons déjà dit, que commence l'étude des effets physiologiques du bromure de potassium chez l'homme. Mais pendant longtemps encore le bromure de potassium fut peu connu au point de vue physiologique. Trompés par certains résultats obtenus, et surtout par l'efficacité de certaines eaux salines, les médecins firent de ce médicament un résolutif, un dépuratif, un reconstituant, et le rangèrent à côté de l'iode et des iodures. Ils assimilaient, d'ailleurs, complétement le bromure au brome. Mais, on le sait, les médecins d'alors se préoccupaient beaucoup plus des effets curatifs que des effets physiologiques des médicaments. Aussi, n'est-ce qu'après les travaux de M. Puche que la question put changer de face et prendre un essor tout nouveau.

Dès que ce médecin eut démontré dans les thèses de ses élèves, MM. Huette et Rames, l'action si importante du bromure sur le système nerveux, on ne tarda pas à voir MM Locock et Brown-Séquard tirer un parti merveilleux de cette heureuse découverte pour le traitement des maladies nerveuses.

Depuis ce moment, le bromure de potassium a acquis une juste célébrité dans le traitement des névroses.

Il existe aujourd'hui sur l'emploi de ce médicament unė quantité énorme d'observations qui prouvent, à quelques divergences près, son utilité incontestable.

Toutefois quelques doutes existent encore dans certains esprits, mais nous sommes persuadé que, lorsque les propriétés physiologiques et le mode d'action intime du bromure de pot.ssium seront parfaitement connus, ces divergences disparaîtront. On est à peu près d'accord aujourd'hui sur la plupart des effets que l'administration du bromure détermine chez l'homme; si l'on constate encore quelques différences dans les opinions de certains auteurs, beaucoup doivent tenir à l'impureté du sel que quelques-uns de ces auteurs ont employé dans leurs expériences.

Le mélange du bromure de potassium avec l'iodure est, en effet, un fait assez fréquent.

Aussi, lorsqu'on étudie les effets physiologiques du bromure, on doit se prémunir contre cette cause d'erreurs et faire au préalable l'essai du sel que l'on emploie.

Pour reconnaître si le bromure de potassium est impur et s'il contient de l'iodure, on peut avoir recours à plusieurs procédés; il suffit de traiter le sel à essayer par un courant de chlore; on a aussi préconisé le permanganate de potasse: mais le procédé le plus vulgaire est le suivant. On fait dissoudre une petite quantité de sel à essayer dans de l'eau où l'on a préalablement délayé de l'empois d'amidon ; on ajoute quelques gouttes d'acide azotique nitreux; s'il y a de l'iodure, on voit aussitôt apparaître une belle couleur bleue par suite de la formation d'iodure d'amidon ; il faut employer de préférence de l'acide azotique nitreux, parce qu'un excès de chlore, de brome et d'azote ferait disparaître la coloration.

Parfois, le bromure est impur parce qu'il contient des bromates; il faut aussi ne pas oublier d'analyser à ce point de vue le sel que l'on veut expérimenter.

C'est à MM. Puche, Huette et Rames que nous devons nos premières connaissances des effets physiologiques du bromure sur l'homme; c'est à eux également que nous devons peut-être les connaissances les plus exactes et les plus approfondies, et cela grâce à une circonstance imprévue. M. Puche, trompé par les données de la chimie, voulut trouver dans le bromure de potassium un succédané de l'iodure pour le traitement de la syphilis ; mais il fut conduit par l'inefficacité de ce médicament à en augmenter graduellement les doses. Il arriva ainsi à donner jusqu'à 50 grammes de bromure par jour; c'est ce qui lui permit d'observer rigoureusement. et beaucoup plus complétement qu'un autre, tous les effets que cet agent médicamenteux détermine chez l'homme.

MM. Huette et Rames, en publiant les recherches intéressantes de leur maître, ont donné la description des effets physiologiques qu'ils avaient constatés chez les malades mis en expérience. Les résultats obtenus par ces médecins ont été contrôlés depuis par presque tous les observateurs; quelques-uns les ont complétés, Parmi ceux-là, il nous faut citer MM. Voisin, Gubler et Pletzer.

Au moment de la déglutition du bromure, on ressent un arrière-goût amer, désagréable Le bromure a une saveur assez fortement salée. Quant il est contenu dans une assez grande quantité de véhicule, son action irritante et caustique est presque nulle sur les tissus avec lesquels la solution se trouve en contact. Il faut que celle-ci soit concentrée pour déterminer une irritation dans la gorge et dans la bouche des malades.

Toutefois, sur la peau dénudée et sur les muqueuses enflammées, le bromure détermine souvent une cuisson assez vive. Arrivé dans l'estomac, il produit parfois une certaine sensation de chaleur, du dégoût, quelques nausées.

Ces phénomènes ne s'observent que lorsque la dose employée est assez élevée. Dans la majorité des cas, l'usage du bromure ne trouble même pas l'appétit; quelques auteurs ont même remarqué que ce médicament excitait parfois l'estomac et augmentait la faim (Legrand du Saulle). Sur l'intestin, les effets observés n'ont pas été les mêmes chez tous les malades mis en expérience; tantôt ils ont eu une constipation opiniâtre (Rames), tantôt une tendance à la diarrhée (Pletzer, Debout); enfin, quelques-uns ont présenté une véritable diarrhée. M. Huette sur 70 malades a observé 5 cas seulement de gastro-entérite; on se rappelle que cet auteur administrait de très-fortes doses.

M. Voisin a observé plus particulièrement après l'emploi du bromure, des troubles du côté du tube digestif;

c'est ainsi qu'il a vu fréquemment de la diarrhée, de la gastralgie, de l'embarras gastrique, et en même temps que tous ces signes, de la rougeur du voile du palais, de la langue, des amygdales, une inflammation œdémateuse de la muqueuse buccale, de l'œdème de la luette, une exagération de sécrétion de la salive, une fétidité spéciale de l'haleine.

Mais aussi, bien que cet expérimentateur ait fait l'essai du bromure qu'il administrait à ses malades et n'y ait pas constaté d'iodure, les résultats obtenus par lui sont tellement en désaccord avec ceux notés par tous les autres observateurs, et en particulier avec ceux que nous avons observés nous-même, nous ne pouvons nous empêcher de rattacher la plupart des effets signalés par M. Voisin à la présence de l'iodure de potassium.

On peut en effet facilement constater entre ces effets obtenus par M. Voisin et ceux produits par l'iodure de potassium une grande similitude; et nous maintenons cette opinion, nous le répétons, parce que rien de semblable n'a été observé depuis M. Voisin. Tout au contraire, après l'usage du bromure, on ne rencontre ni rougeur des muqueuses, ni augmentation des sécrétions. C'est à peine si M. Puche a constaté une légère irritation des voies buccales au début de l'administration de doses élevées. C'est toujours par une pâleur remarquable des muqueuses que les effets physiologiques du bromure se font sentir.

A cette pâleur se joint de l'anesthésie et ce phénomène est surtout accentué au voile du palais et sur la muqueuse uréthrale (Riemslagh).

On sait d'ailleurs que ces propriétés ont été utilisées en thérapeutique (Gubler, Debout, Cusco).

L'anesthésie de l'arrière-gorge est très-prononcée. Le toucher du pharynx et des amygdales, la titillation de la luette ne provoquent plus ni vomissements ni même de mouvements de déglutition. Du côté de la conjonctive, l'attouchement de cette muqueuse ne détermine parfois plus de clignements d'yeux (Huette).

Du côté de la peau, on observe aussi quelquefois un engourdissement de la sensibilité tactile.

La sensibilité de la peau peut devenir si obtuse, si émoussée, que l'on peut pincer, piquer, brûler même les malades sans que ceux-ci en aient conscience. Toutefois, ce phénomène est très-rarement observé.

Ce n'est guère qu'après l'administration de doses très-élevées que l'on peut produire une semblable anesthésie de la peau.

Toutefois, il ne faudrait pas prolonger trop longtemps l'usage journalier de fortes doses de bromure, car l'élimination de ce sel par les glandes sudoripares pourrait déterminer chez certains individus des éruptions érythémateuses, vésiculeuses, papuleuses ou acnéiformes, (Gubler, Falret, Pidoux et Voisin).

Mais le fait est rare; nous citerons cependant plus loin un cas observé par M. le Dr Hameau, d'empoisonnement par le bromure de potassium chez une femme, chez laquelle on constata une teinte jaunâtre cachectique de la peau avec une couronne de papules cuivrées qui couvraient tout le front de la malade et une partie du cuir chevelu.

Le bromure de potassium a également une action sur la circulation qui se traduit par une diminution de la fréquence du cœur, mais celle-ci ne se fait sentir qu'après l'usage de doses assez élevées de bromure de potassium prolongé pendant plusieurs jours; c'est pourquoi cette action du bromure sur le cœur n'a pas été notée par tous les observateurs. Cependant, le pouls des individus soumis à un traitement bromuré peut tomber parfois de dix pulsations (Martin-Damourette et Pelvet). M. Pletzer a vu le pouls de ses malades diminuer de fréquence et descendre à cinquante pulsations par minute; il a également observé un affaiblissement de l'énergie du cœur.

M. Gubler a signalé que le bromure avait la propriété de régulariser les battements du cœur lorsque ceux-ci étaient irréguliers avant son usage.

Du côté de la température, peu de données nous sont fournies par les observateurs; cependant, ceux qui ont eu leur attention attirée sur ce sujet, ont vu en général la calorification diminuer. M. Pletzer a vu la température descendre de 1 degré, parfois même de 2.

Le même observateur a signalé, dans certains cas, de la dyspnée; mais, il est le seul à noter une action du bromure sur la respiration. Tous les auteurs se taisent à ce sujet. Nous ne pouvons cependant nous empêcher de remarquer que, dans le cas de M. Hameau, la mort est survenue par asphyxie.

Mais c'est surtout sur le système cérébro-spinal, que l'action du bromure, porté à hautes doses, paraît se faire sentir. On observe souvent de la pesanteur de tête, de la céphalalgie (Puche, Gubler), une sorte d'hébétude que M. Puche a comparée à celle de la fièvre typhoïde, de la langueur intellectuelle, de la tendance à l'assoupissement, un sommeil facile et profond, de la paresse, une insouciance et une torpeur qui soustraient les individus aux influences du dehors, quelquefois une véritable somnolence. Ces phénomènes de dépression cérébrale peuvent parfois s'accentuer davantage, et les malades tombent dans un abattement général, accompagné d'un affaiblissement notable de la mémoire, et une obtusion marquée de l'intelligence, une tendance au coma, des troubles de la vue et de l'ouïe, des étourdissements, et, dans quelques cas rares, du délire, des absences, des vertiges.

C'est alors que les malades se trouvent en proie à l'*ivresse bromique*, ivresse toute spéciale qui, comme le fait remarquer M. Gubler, est essentiellement inverse de l'ébriété alcoolique, iodique ou opiacée : ici, pas de période d'excitation, tous les phénomènes ont lieu par défaut de stimulus ou par ab-incitation.

Dans le cas où l'on observe ces phénomènes d'intoxication bromurée, la motilité est également modifiée. On constate une gêne, un engourdissement des mouvements; la démarche des malades devient chancelante; ils font des faux pas fréquents; ils titubent à chaque pas; ils arrivent même à ne pouvoir se tenir sur leurs jambes.

La motilité n'est pas seulement atteinte dans les membres inférieurs; on constate également de la faiblesse musculaire des bras (Pletzer), et de l'hésitation de la langue (Debout).

Chez tous les malades qui ont présenté des symptômes aussi accusés d'intoxication bromurée, on constatait également que toutes les sensations spéciales étaient émoussées; on observait même de l'analgésie, de l'affaiblissement du goût, de l'odorat, de la vue et de l'ouïe. Mais, l'action la plus manifeste se faisait sentir sur les organes génitaux ; on constatait alors de la frigidité et de l'impuissance. C'est sur ce point que

M. Huette a particulièrement attiré l'attention; il a même montré qu'il n'était pas nécessaire de porter l'administration du bromure à de très-fortes doses, pour obtenir ces effets génésiques. Dès le début du traitement par le bromure, les érections matinales chez ses malades cessaient.

Quant à l'action du bromure sur la sécrétion urinaire, elle est diversement interprétée par les auteurs : les uns ont vu ce médicament produire de la diurèse; les autres n'ont observé aucun effet.

M. Gubler rapporte que, dans la majorité des cas, la sécrétion rénale est accrue; il a observé parfois même un véritable flux urinaire. M. Puche a signalé un cas d'incontinence nocturne d'urine.

Quant à l'influence que le bromure peut avoir sur la composition des urines chez l'homme, nous n'avons à signaler que quelques expériences faites par M. Rabuteau; celles ci démontrent une légère diminution de l'urée.

Dans ses expériences, M. Rabuteau a démontré que, sous l'influence du bromure de potassium, on observait une légère diminution dans l'élimination de l'urée. Celle-ci tombait de 21 grammes 25 à 19 grammes 98; cette légère diminution se maintenait pendant environ trois semaines, et pourtant M. Rabuteau décelait la présence du bromure dans les urines et dans la salive parfois pendant l'espace d'un mois.

La quantité des sulfates éliminés n'a pas varié sous l'influence du bromure.

M. Pletzer a observé dans quelques cas la présence de l'albumine.

La salivation est accrue en général, pourtant beaucoup d'auteurs n'ont rien remarqué du côté de cette sécrétion.

M. Voisin a observé chez ses malades du larmoiement; mais n'est-ce pas là encore un phénomène à mettre sur le compte de l'impureté du bromure que ce médecin a employé?

Dans certains cas, le bromure paraît diminuer les sueurs, et l'on sait que l'on a tenté de tirer parti de cette propriété en thérapeutique. Pourtant nous voyons que, dans le cas de M. Hameau, la malade a présenté des sueurs profuses avant de mourir.

Nous venons de passer en revue tous les effets physiologiques observés jusqu'à ce jour chez l'homme après l'administration du bromure de potassium. Nous allons maintenant rechercher quels sont les résultats donnés par l'expérimentation sur les animaux. Ce n'est qu'après, en faisant un rapprochement entre les résultats acquis par ces deux méthodes, que nous chercherons à élucider la question du mode d'action intime du bromure de potassium sur l'économie de l'homme et des animaux.

Mais auparavant il nous reste encore à répondre à cette question : à quelle dose le bromure de potassium devient-il un poison chez l'homme?

Quand on envisage les résultats fournis par M. Puche, on serait presque tenté d'admettre que c'est sans danger que le bromure de potassium peut être administré à l'homme à des doses fort élevées. Malgré tout, nous croyons qu'il ne serait pas prudent de suivre la pratique de cet auteur. N'avons-nous pas déjà vu qu'il avait lui-même observé chez ses malades des phénomènes toxiques, sinon dangereux, du moins très-gênants?

M. Gubler a observé un cas d'ivresse bromique à la suite de l'administration de 10 grammes de bromure de potassium. M. Legrand du Saulle rapporte qu'il a noté une seule fois un peu d'ivresse bromique chez un malade de 37 ans auquel il était rapidement arrivé à prescrire 9 gr. 50 c. de bromure; autrement il n'a jamais constaté le plus petit inconvénient. MM. Martin-Damourette et Pelvet ont, de leur côté, signalé un cas où cette même dose ne produisit des accidents toxiques qu'après six semaines d'usage journalier.

Ces accidents furent de la somnolence, de la perte de la mémoire des mots, de la difficulté de la parole, de l'inaptitude intellectuelle, du changement d'humeur, de la diplopie, de l'affaiblissement et de l'ataxie musculaire, tels que la malade, pouvant à peine marcher, n'était plus maîtresse de sa direction et tombait à plusieurs reprises.

On voit donc qu'il est difficile de fixer à quelle dose le bromure de potassium devient un poison chez l'homme. Toutefois ce n'est pas sans danger, croyons-nous, que l'on dépassera, dans la majorité des cas, la dose de 8 à 10 gr.

M. Féréol a observé un malade qui avait pris 45 gr. de potassium en moins de 36 heures, et qui présenta pour tout symptôme toxique, outre quelques effets dus à l'impureté probable du médicament, tels que coryza, conjonctivite, angine, un peu d'amblyopie, de la dilatation de la pupille, une pâleur assez accusée et un refroidissement des téguments, de la lenteur et de la faiblesse du pouls, enfin une insensibilité génésique qui persista plus de dix jours; sauf ces quelques accidents, la santé était peu troublée, la malade avait conservé l'appétit, et les fonctions digestives s'accomplissaient bien.

Il importe aussi de remarquer que le bromure de potassium à dose réfractée détermine plus aisément des accidents toxiques.

Mais, d'autre part, nous trouvons dans la littérature médicale deux faits qui semblent prouver que ce n'est pas toujours impunément que l'on administre le bromure à l'homme.

Dans un premier fait, dû à M. le Dr Marcq, des symptômes toxiques assez graves ont été observés chez un malade qui avait fait usage d'un traitement bromuré pendant huit jours; mais il faut ajouter que ce malade prit en inhalation 1 gr. de bromure dans ces huit jours et 80 centig. en potion : aussi ne peut-on s'empêcher de rattacher cette idiosyncrasie, causée sans doute par la lenteur de l'élimination du médicament, à son mode d'administration. Le fait est unique; aussi nous abstiendrons-nous d'autres hypothèses.

Voici les principaux phénomènes présentés par le malade de M. le Dr Marcq : une teinte jaune sale, yeux excavés, regard fixe et hébété, amaigrissement rapide, jambes vacillantes, mains tremblantes, anorexie, douleur très-intense au niveau du cuir chevelu s'exaspérant la nuit; insomnie, palpitations, de 115 à 120 pulsations.

L'auteur de cette observation a admis une susceptibilité spéciale de son malade pour expliquer ces phénomènes toxiques, qu'il a essayé de grouper et de décrire sous le nom de *bromisme*, comparant ce qu'il venait d'observer à ces faits publiés à Genève par Rilliet. Mais il n'en est pas de même pour l'observation de

Hameau, où nous voyons une malade succomber très-probablement à la suite d'une intoxication par le bromure, qui avait été administré pendant plusieurs mois à des doses quotidiennes assez élevées.

Voici, d'ailleurs, un résumé de cette observation (il nous a paru intéressant de la citer ici pour montrer qu'il y a pourtant une limite à l'administration du bromure, en ce moment surtout où les médecins paraissent se montrer très-hardis dans le maniement de cette substance) :

OBSERVATION.

Une jeune femme, d'une complexion assez délicate, fut prise, à l'âge de 17 ans, d'attaques convulsives avec perte absolue de connaissance, à la suite d'une grande frayeur. On établit tout d'abord un traitement par le valérianate d'atropine, puis par les bains froids, les douches, et enfin par le bromure de potassium à la dose de 25 centigrammes par jour, mais sans aucun succès permanent. A l'âge de 21 ans, la malade cessa toute médication, puis reprit bientôt l'usage du bromure, mais cette fois à des doses progressivement croissantes qui variaient de 2 à 16 grammes, et qui furent maintenues généralement entre 5 et 8 grammes par our.

Sous l'influence de cette médication, les grandes attaques perdirent de leur intensité et de leur fréquence; celles-ci devinrent même assez rares, mais les vertiges restèrent aussi fréquents que par le passé. Après une année de ce traitement, la malade maigrit beaucoup, prit une teinte jaunâtre, cachectique, et il lui survint une couronne de papules cuivrées qui couvrirent son front et se répandirent sur le cuir chevelu. Depuis deux ou trois mois, cette jeune femme souffrait également d'une gastralgie assez intense, de la sécheresse au gosier, éprouvait une toux sèche, rare, mais fatigante, et se plaignait fréquemment de coliques. Elle commençait à éprouver des insomnies et perdait l'appétit. Enfin, tout à coup elle fut prise de sueurs visqueuses et profuses, d'anxiété et de douleurs violentes au niveau de l'estomac et de l'hypogastre, que réveillait la pression; le ventre n'était pas ballonné. Le pouls devint petit et très-fréquent; il se déclara du délire, et la malade mourut deux jours après l'apparition de ces accidents, succombant à l'asphyxie.

§ 2.

TABLEAU DES EFFETS PHYSIOLOGIQUES ET TOXIQUES DU BROMURE DE POTASSIUM OBSERVÉS SUR LES ANIMAUX.

Les premières expériences entreprises sur les animaux avec le bromure de potassium ont été faites en Allemagne, par Horing, sur les chats et les chiens. Cet observateur a vu, après l'administration de doses variant de 1 gr. 50 à 5 gr. 60 se développer chez ces animaux de l'apathie, de la dilatation de la pupille, une augmentation des sécrétions se traduisant par de la diarrhée, de la diurèse. Quand il portait la dose à 4 ou 8 grammes, il obtenait des déjections sanguines, des vomissements, de l'accélération du pouls et de la respiration.

Toutefois les animaux se rétablissaient dans quelques cas; de jeunes chats vivaient encore un mois après avoir pris de 3 gr. 50 à 5 gr. 20; un chien plus âgé vivait encore quatre mois après avoir absorbé 23 gr. 40. Lorsque la mort survenait, celle-ci paraissait arriver au milieu de la dyspnée et d'un marasme profond occasionné par des troubles digestifs.

Cet expérimentateur ayant injecté du bromure de potassium dans la veine jugulaire à la dose de 20 à 25 centigrammes a vu s'établir une dilatation de la pupille, des convulsions, de l'opistothonos, un tétanos généralisé; mais il est très-probable qu'il devait se servir de bromure de potassium impur, et mélangé avec de l'iodure; aussi, nous ne voulons pas insister davantage sur les résultats obtenus par cet observateur.

Il en est de même sans doute de de Græfe qui expérimentait en 1847 sur des lapins et qui retira de ses expériences les résultats suivants :

1° Les effets physiologiques du bromure de potassium sont en partie locaux, en partie dépendant du passage de ce sel dans le sang et dans les sécrétions.

2° Son action locale est irritante et peut aller jusqu'à déterminer la destruction chimique des tissus organiques (l'auteur lui-même admet que cette action se rapproche de celle de l'iodure de potassium, mais à un degré plus faible).

3° La plus grande partie du médicament est absorbée et se retrouve en nature dans le sang et dans l'urine. Dans ces liquides les réactions chimiques peuvent en révéler la présence.

4° Les effets généraux du médicament sont les suivants : augmentation des sécrétions; diurèse, diarrhée, augmentation de la résorption; après de petites doses, digestion plus facile; après de fortes doses, excitation du système nerveux et tendance aux congestions, et aux affections inflammatoires des organes internes (foie et poumons).

5° Le bromure de potassium n'agit pas directement sur les nerfs, mais affaiblit l'activité musculaire et provoque des symptômes spasmodiques (par faiblesse).

6° De ces données, il résulte que le bromure de potassium peut être employé pour produire de la diurèse et pour favoriser la résorption des exsudats. Il y a contre-indication dans son emploi, lorsqu'il existe des symptômes fébriles, de la tendance à la diarrhée. des troubles digestifs, et de l'atonie du système musculaire.

7° Le bromure de potassium doit surtout être employé dans les discrasies (scrofule et syphilis).

D'après les résultats obtenus par de Græfe, il est impossible de ne pas admettre que cet expérimentateur ait eu entre les mains du bromure impur, et très-probablement mélangé avec de l'iodure; car il est facile de remarquer que beaucoup d'effets qu'il attribue au bromure sont ceux que tout le monde aujourd'hui sait appartenir en propre à l'iode et aux iodures.

Ce ne furent pas les expériences physiologiques entreprises sur les animaux qui mirent les médecins sur la voie de la découverte des propriétés sédatives du bromure de potassium. L'empirisme seul amena les médecins à la connaissance des vertus de ce médicament utile, ce fut cependant par la voie expérimentale que les résultats les plus précis furent fournis. On se rappelle que M. Puche et deux de ses élèves MM. Huette et Rames furent les premiers à tenter sur l'homme des expériences avec le bromure.

C'est à dater de 1850, que l'action sédative du bromure de potassium sur le système nerveux fut connue et utilisée en thérapeutique, ce ne fut cependant qu'en 1867, que parut le travail de MM. Eulenburg et Guttmann qui est le premier mémoire (1) où se trouvent relatées des expériences entreprises sur les animaux pour analyser les effets physiologiques du bromure.

Nous allons brièvement donner un résumé de ces expériences et reproduire les conclusions de ces auteurs. Nous en ferons autant pour les mémoires de MM. Martin-Damourette, Pelvet et Laborde, qui ont suivi de près

(1) Nous devons la traduction de ce Mémoire à l'obligeance de M. de Lambert, externe des hôpitaux.

la publication du travail des deux physiologistes allemands, et qui doivent nous fournir des données utiles pour établir l'histoire physiologique du bromure de potasium.

MM. Eulenburg et Guttmann expérimentèrent surtout sur des lapins, chez lesquels ils constatèrent une grande tolérance pour le bromure de potassium. Chez ces animaux, il faut administrer au moins 4 grammes pour déterminer la mort dans un espace de temps qui varie de dix à quarante minutes. Chez les lapins, ces observateurs signalèrent que le premier symptôme observé était une altération intense de l'activité cardiaque. Les battements du cœur devenaient considérablement plus faibles, moins fréquents, irréguliers et souvent intermittents. Les oreilles devenaient froides, la circulation s'y faisait moins activement et la température du rectum baissait d'un degré ; finalement on observait de la dyspnée, de la dilatation de la pupille, des convulsions cloniques et puis la mort.

Quand on pratiquait l'autopsie immédiatement après, on trouvait le cœur en diastole, celui-ci ne réagissait plus à l'excitation directe ; les viscères étaient congestionnés et la vessie en général distendue par de l'urine. Quand le poison était administré par l'estomac, on trouvait une desquamation épithéliale de la muqueuse de cet organe.

Ces auteurs cherchant à expliquer comment la mort survient dans l'empoisonnement par le bromure, constatèrent sur des animaux trachéotomisés, et chez lesquels on pratiquait la respiration artificielle pendant toute l'expérience, que les symptômes de l'empoisonnement ne changeaient en aucune manière, et que la mort n'en était nullement retardée. Ils conclurent de leurs expériences que la dyspnée n'était ici qu'un phénomène secondaire, se rattachant au trouble de l'activité cardiaque et due à une altération du sang par suite du ralentissement de la circulation pulmonaire; ils conclurent également que l'affaiblissement de l'activité cardiaque, la diminution de la fréquence du pouls, et l'arrêt du cœur en diastole se rattachaient directement à une paralysie des ganglions excito-moteurs du muscle cardiaque. Leurs recherches leur montraient aussi que sous l'influence de moins fortes doses, le bromure a une action sur les nerfs périphériques et sur la motilité chez les animaux à sang chaud.

Les animaux devenaient paresseux et restaient apathiques, assis ou couchés, et faisaient rarement des mouvements spontanés; les muscles étaient souvent atteints de tressaillements; parfois on observait une véritable paralysie des extrémités postérieures, ou bien une ataxie très-prononcée des mouvements. Chez ces animaux, immédiatement après la mort, les troncs nerveux et les muscles répondaient encore parfaitement aux excitations électriques. La sensibilité était tantôt intacte, tantôt diminuée considérablement. On observait souvent de la diurèse, ainsi qu'une augmentation des mouvements péristaltiques des intestins, produisant des selles répétées, mais non diarrhéiques. On trouvait souvent de l'albumine dans l'urine. L'expérience chimique démontrait toujours dans celle-ci l'existence du bromure de potassium.

Une seconde série d'expériences entreprises sur les animaux à sang froid démontra à MM. Eulenburg et Guttmann que chez les grenouilles, sous l'influence de doses de bromure variant de 5 à 10 centigrammes, la mort survenait généralement en vingt minutes, et que ces animaux présentaient les phénomènes suivants : douleur et contraction fibrillaire à la place de l'injection, s'irradiant insensiblement sur les autres muscles; cessation des mouvements spontanés, respiration faible et fréquente, perte complète de la sensibilité, absence de réaction aux excitations mécaniques et chimiques, tolérance du décubitus dorsal, insensibilité de la cornée, et enfin cessation des mouvements respiratoires et arrêt du cœur en diastole.

En mettant le cœur d'une grenouille à nu, ils remarquèrent qu'un des premiers symptômes produits était une diminution de la fréquence des contractions ventriculaires. On ne comptait bientôt plus qu'une seule contraction ventriculaire pour deux et même trois contractions ventriculaires. Après l'arrêt définitif du cœur en diastole, ils constatèrent son impuissance de réaction aux excitations de toute nature, et ils admirent comme ainsi démontrée la paralysie du muscle cardiaque et des ganglions excito-moteurs des ventricules par le bromure de potassium. Une démonstration plus rigoureuse paraît résulter pour ces auteurs des expériences suivantes : 1° si l'on injecte dans le ventricule du cœur d'une grenouille, mis à nu, deux ou trois gouttes d'une solution de bromure de potassium au $\frac{1}{100}$ au moyen d'une seringue de Pravaz, le cœur s'arrête instantanément en diastole pendant que la grenouille respire et saute comme à l'état sain; 2° le cœur s'arrête également si l'on humecte sa surface avec une solution de bromure de potassium; 3° si l'on plonge un cœur de grenouille complétement détaché de la poitrine de cet animal dans une solution de bromure, cinq minutes après il cesse de battre et n'est plus excitable. Ces expériences sur les grenouilles démontrèrent à MM. Eulenburg et Guttmann que le bromure de potassium agit d'abord sur le centre de la motilité et de la sensibilité, puis sur les appareils centraux médullaires de la réflexion (moelle allongée), en les diminuant et en les paralysant. Ces auteurs admirent que l'action de ce médicament est d'abord centrale, et que les nerfs périphériques et les muscles ne sont atteints que secondairement. Pour ces auteurs, « le bromure de potassium est un poison du système nerveux central qui, se propageant d'une manière centrifuge, introduit des obstacles anormaux dans les fibres nerveuses motrices et sensitives, et qui supprime ainsi successivement la transmission des impulsions motrices volontaires aux régions des muscles striés et la perception consciente des excitations sensitives, et enfin la production des mouvements réflexes. » Ils avaient vu, en effet, dans leurs expériences, qu'après la cessation complète des mouvements spontanés et l'abolition de la sensibilité, on trouvait encore de la réaction à certaines excitations. MM. Eulenburg et Guttmann ne remarquèrent aucun effet narcotique; aussi refusent-ils au bromure toute action hypnotique.

M. Laborde a commencé en juin 1868, dans le journal des Archives de physiologie, la publication d'un long mémoire sur l'action du bromure de potassium. Cette première partie ne comprend que l'étude des effets observés chez les grenouilles, et en particulier sur le système nervo-musculaire; l'auteur se réservant d'examiner dans une seconde partie l'action du bromure sur les autres systèmes et fonctions, sur la circulation et les sécrétions. Les résultats auxquels arrive M. Laborde étaient déjà connus depuis juillet 1867, époque à laquelle il avait communiqué à l'Institut une note annonçant les résultats qu'il venait d'obtenir. D'après cet auteur, le bromure de potassium exercerait une action prédominante, et en cela élective, sur le système nerveux en général et plus spécialement sur les phénomènes sensitivo-moteurs d'ordre réflexe. Cette action ne se porterait que secondairement sur les organes de la motilité spontanée. En résumé, M. Laborde regarderait le bromure de potassium comme un poison de la moelle.

Mais entrons dans quelques détails au sujet des expériences de M. Laborde. Il commence d'abord par insister sur le mode d'administration du bromure de potassium chez les grenouilles, et sur un procédé qu'il a imaginé à cet effet.

Voici en quoi consiste ce procédé :

M. Laborde étale les membranes interdigitales des deux pattes postérieures de la grenouille mise en expérience, y applique le bromure de potassium en cristaux et projette quelques gouttes d'eau sur ces cristaux afin de favoriser leur dissolution et leur absorption.

Nous croyons que l'auteur attache une trop grande importance aux avantages de ce procédé, et dans nos expériences nous n'avons pas remarqué qu'il y en eût de bien réels à en faire usage.

Voici maintenant les principaux résultats auxquels arrive M. Laborde.

Dans une expérience qui lui sert de type, il constate :

1° Une excitation particulière tout au début de l'absorption de la substance :

Cette première période d'excitation que l'auteur appelle convulsive ou télanique, ne se rencontre pas dans tous les cas, et nous ne l'avons jamais obtenue, lorsque nous nous sommes servi de doses inférieures à 20 centigrammes. Or, M. Laborde a déclaré que la dose efficace du bromure pour la grenouille, c'est-à-dire la dose qui convient le mieux au développement de l'action physiologique dans toute sa plénitude, était précisément de 20, 25 ou 30 centigrammes selon la force du sujet.

Cette période convulsive n'a, du reste, pas été reconnue comme constante par MM. Martin-Damourette et Pelvet; c'est qu'aussi ces auteurs ne se servaient qu'exceptionnellement de doses supérieures à 10 centigrammes. Nous ferons encore remarquer que c'est seulement chez les grenouilles que l'on observe parfois au début de l'intoxication bromurée de pareils phénomènes, ce n'est au contraire chez les autres animaux seulement dans la période terminale que les convulsions se montrent. Chez l'homme, il n'a jamais rien été observé de semblable.

2° Atténuation progressive, puis abolition complète des mouvements réactionnels des muscles sous l'influence des diverses excitations artificielles de ces muscles.

3° Persistance de la motilité spontanée ou volontaire malgré l'impossibilité ou l'affaiblissement des mouvements réactionnels.

4° Ralentissement progressif, puis cessation des mouvements respiratoires du flanc.

Ces trois points seront mieux discutés et contrôlés lors de l'exposé des résultats fournis par nos propres expériences; nous y reviendrons donc plus loin.

5° Enfin, la continuation des battements cardiaques

constatée par l'examen immédiat de l'organe mis à nu alors que toute manifestation apparente de la vie a cessé chez l'animal, nous reprendrons également plus loin la discussion de ce fait.

Passons maintenant aux recherches de MM. Martin-Damourette et Pelvet. Ces auteurs dans un mémoire présenté à la Société de thérapeutique et publié dans le Bulletin de thérapeutique, exposèrent les résultats de leurs expériences avec le bromure : ceux-ci ne concordent pas avec ceux de M. Laborde ; MM. Martin-Damourette et Pelvet furent amenés à considérer le bromure de potassium comme un poison nervo-musculaire agissant de la périphérie au centre ; ils conclurent de leurs recherches que les effets du bromure de potassium sont toujours directs, c'est-à-dire dus au conflit de cet agent avec les tissus, soit au point où l'on applique, soit dans toute l'économie où il est transporté par la circulation, soit enfin sur les organes d'élimination ; que le bromure de potassium n'exerce pas d'action élective ; que son caractère spécifique consiste à atténuer également les propriétés des nerfs sensitifs et moteurs, du cerveau et de la moelle ainsi que celles des muscles qu'il affaiblit graduellement pour finir par les éteindre toutes successivement ; les nerfs sensitifs perdant leurs propriétés avant les nerfs moteurs, ceux-ci avant la moelle, et la moelle avant les muscles.

Mais MM. Martin-Damourette et Pelvet insistent surtout sur ce point que la moelle ne perd ses propriétés que consécutivement à la perte des fonctions des nerfs moteurs et sensitifs, et que l'action du bromure de potassium se fait sentir de la périphérie au centre. Ils repoussent donc l'interprétation de M. Laborde qui avait localisé les effets du bromure sur la moelle épinière, ainsi que celle de MM. Eulenburg et Guttmann. qui ont attribué à cet agent médicamenteux une action élective sur la moelle et sur le cœur. Ils admettent enfin que le bromure de potassium est un poison nervo-musculaire général, qu'il tue tout, systèmes nerveux et musculaire. Comme phénomènes secondaires, MM. Martin-Damourette et Pelvet ont étudié l'action du bromure sur l'encéphale, sur la respiration, sur l'appareil circulatoire, sur la température, sur les sécrétions et enfin sur l'appareil génital.

Ces auteurs ont remarqué chez les animaux qu'ils avaient en expérience un véritable sommeil anesthésique, semblable à celui que produisent les inhalations de chloroforme et d'éther. Ils regardent ce fait comme une preuve incontestable de l'influence du bromure sur le centre de l'activité intellectuelle.

Ils observèrent chez les grenouilles un arrêt des mouvements respiratoires, qui se montrait très-rapidement ; mais ils remarquèrent que chez les lapins et les oiseaux, les mouvements respiratoires persistent les derniers, et que la mort arrive par asphyxie mécanique au moment de leur suspension.

Au point de vue de l'action du bromure sur l'appareil circulatoire, ils virent que le cœur subit les effets paralysants du bromure comme tous les autres muscles ; mais que, loin d'être atteint spécialement par ce poison, il lui résiste le dernier dans le cas de bromisme régulier. Le cœur, pour ces auteurs, est l'*ultimum moriens*. La circulation capillaire se montrait, enfin, constamment amoindrie à des degrés divers dans toutes leurs expériences. Ils ont encore observé quelquefois des signes d'hyperémie ou de relâchement des capillaires, sur les parties mises en contact avec le bromure ; mais ils ont donné une interprétation de ces faits que nous réfuterons plus loin ; ils ont également noté un abaissement de température constant chez les lapins et les oiseaux. De plus, comme ils se servaient dans leurs expériences de la méthode hypodermique pour administrer le bromure à leurs animaux, ils observèrent que le refroidissement se montrait d'abord au voisinage de la partie injectée et ne se généralisait que plus tard. Pour ce qui est des sécrétions, ils virent que la sécrétion urinaire était la seule qui se soit montrée influencée chez les animaux ; celle-ci fut toujours activée. Chez l'homme, ils observèrent aussi de la diurèse, avec de très-fortes doses, de la paresse de l'appareil vésical, de la dysurie et de la strangurie. Chez l'homme, ils observèrent encore une pâleur marquée de la peau, après l'administration de doses atteignant 4 gr. Ils signalèrent aussi, dans quelques cas, de l'acné. La constipation fut le fait habituel, chez les malades mis en expérience.

Quant aux effets du bromure sur l'appareil génital, ils constatèrent que l'affaiblissement génésique de l'homme peut aller jusqu'à l'absence complète des érections ; mais ce fait est d'observation commune, et n'est contesté par personne. Chez quelques femmes le bromure leur paraît avoir diminué le flux cataménial.

En 1868, M. A. Saison a fait quelques expériences avec le bromure, sur des grenouilles, des oiseaux et des lapins, et il a conclu que deux phénomènes capitaux dominent dans tous les cas d'intoxication bromurée : l'affaiblissement cérébral, l'affaiblissement, puis la paralysie des mouvements. Cet observateur manifeste, en outre, de la tendance à considérer l'affaiblissement musculaire comme un effet secondaire et il place ce phénomène sous la dépendance de la torpeur cérébrale.

Il ne nous reste plus qu'à signaler, pour terminer ce chapitre, qui comprend le tableau des effets physiologiques et toxiques du bromure de potassium, observés chez l'homme et chez les animaux, le résultat de quelques expériences entreprises pour déterminer la valeur toxique du bromure de potassium.

Orfila dit, dans son *Traité de médecine légale*, que « le « bromure de potassium introduit dans l'estomac à la « dose de 4 à 8 gr. détermine la mort, s'il n'est pas vo- « mi ; et que l'on trouve à l'ouverture du cadavre la « membrane muqueuse de l'estomac enflammée, sans « ulcération, ni état emphysémateux. » (Tome III, p. 68, 4e édition.)

Nous avons déjà vu que chez l'homme, il fallait administrer des doses atteignant au moins 10 gr. pour déterminer des accidents sérieux d'intoxication. Chez les chiens, on peut donner des doses à peu près égales, sans pour cela tuer ces animaux ; chez les lapins, il faut administrer au moins 4 gr. pour amener sûrement la mort. Nos expériences sur ce point ont donné les mêmes résultats qu'à MM. Eulenburg et Guttmann. Chez les grenouilles, MM. Martin-Damourette et Pelvet ont vu la mort survenir constamment, lorsqu'ils leur avaient donné une dose da 8 centigr. ; nos expériences confirment encore ce fait. Mais nous ajouterons que, d'une manière générale, la grenouille est très-sensible à ce poison, et qu'il est rare de voir une grenouille se rétablir complétement après une intoxication bromurée.

Souvent nous avons trouvé mortes, le lendemain de

notre expérience, des grenouilles qui n'avaient usé que de très-faibles doses de bromure.

Chez les animaux à sang chaud, auxquels nous avons pratiqué des injections sous-cutanées, contenant du bromure, nous avons toujours observé des accidents locaux caractérisés par de la suppuration ou de la gangrène. Lorsque nous faisions ces injections sur l'oreille du lapin, nous avons presque toujours obtenu une gangrène sèche de cet organe. Lorsque nos injections étaient faites dans des points du corps où le tissu cellulaire sous-cutané était abondant, nous obtenions une suppuration phlegmoneuse très-fétide.

MM. Eulenburg et Guttmann ont vu que des grenouilles, plongées dans des solutions contenant 2 p. 0/0 de bromure, mouraient en 24 heures ; quand la solution ne contenait que 1 p. 0/0, la mort ne survenait qu'après trois ou quatre jours. Des expériences analogues avaient déjà été faites par Bouchardat et Stuart Cooper; voici les résultats qu'elles avaient donnés :

Ces auteurs mirent des poissons meuniers, du poids de 3 à 4 gr. dans trois solutions différentes renfermant pour 1,000 gr. d'eau chacune, soit 1 gr. de chlorure de potassium, soit 1 gr. de bromure de potassium, soit 1 gr. d'iodure de potassium. Ces poissons moururent après 17 heures, dans le chlorure de potassium; après 35 heures, dans le bromure de potassium; après 10 jours, dans l'iodure de potassium.

Ayant préparé des solutions, renfermant 2 gr. de ces même sels, ils virent les poissons qui y furent placés, mourir après 7 heures, dans le chlorure de potassium; après 4 jours, dans l'iodure de potassium. Dans des solutions contenant 5 gr., les animaux moururent dans l'intervalle de 11 à 15 heures.

Des grenouilles, placées dans des solutions contenant 10 gr. périrent, après 6 heures, dans le chlorure de potassium ; après 10 heures, dans le bromure de potassium ; après 48 heures, dans l'iodure de potassium.

M. Rabuteau déduit de ces expériences ainsi que d'autres qui lui sont personnelles, ces deux lois dont l'une, du reste, était déjà connue avant lui : 1° *l'activité des sels est d'autant plus énergique que le poids atomique du métalloïde est plus faible.* C'est pour cela que nous voyons le bromure moins toxique que le chlorure et le fluorure, et plus violent que l'iodure ;

2° Les métaux sont d'autant plus actifs que leur poids atomique est plus élevé, ou que leur chaleur spécifique, est plus faible.

C'est pourquoi, d'après les expériences de M. Grandeau, nous admettons avec cet auteur l'immense différence qui existe entre la valeur toxique du sodium et du potassium. Le sodium forme des sels qui sont très-peu toxiques, tandis que les sels de potassium sont éminemment vénéneux.

Nous aurions encore à exposer comment la mort survient chez les individus ou les animaux qui succombent à une intoxication bromurée ; mais nous étudierons plus facilement ce mécanisme lorsque, dans le chapitre suivant, après avoir fait l'analyse des effets physiologiques et toxiques du bromure de potassium, nous chercherons à établir le mode d'action intime de ce médicament.

CHAPITRE II

EXAMEN ANALYTIQUE DES EFFETS PHYSIOLOGIQUES ET TOXIQUES DU BROMURE DE POTASSIUM CHEZ L'HOMME ET CHEZ LES ANIMAUX.

Nous venons de tracer le tableau des effets physiologiques et toxiques du bromure de potassium observés chez l'homme et chez les animaux, nous allons maintenant, au moyen de l'expérimentation, chercher à établir le mode d'action de cet agent médicamenteux.

Nous étudierons donc successivement : 1° l'action du bromure sur la circulation (vaisseaux, cœur, sang) ; 2° sur le système nervo-musculaire (moelle, cerveau, nerfs et muscles) ; 3° sur la respiration ; 4° sur la température ; 5° sur la nutrition ; 6° sur les sécrétions. Enfin nous terminerons en exposant tout ce qui a trait à l'élimination du bromure.

1° *Action sur la circulation.*

Nous étudierons séparément l'action de bromure de potassium sur les vaisseaux, sur le cœur et sur le sang.

A. *Action sur les vaisseaux.*

Les animaux à sang froid se prêtant plus aisément aux recherches que nécessite cette étude spéciale, c'est surtout sur les animaux de cette espèce que nous avons opéré pour élucider la question des effets du bromure sur la circulation périphérique.

Nous avons expérimenté principalement sur la membrane interdigitale, la langue et le mésentère des grenouilles.

Nous avons également fait quelques expériences sur le mésentère du rat et sur l'oreille du lapin.

Quand on administre du bromure de potassium à une grenouille par une injection sous-cutanée ou en le faisant absorber par la membrane interdigitale, on remarque tout d'abord un changement de coloration des téguments. Celui-ci se manifeste dans les premiers moments, seulement vers le lieu d'application du sel médicamenteux, mais il ne tarde pas à gagner de proche en proche les parties voisines, et même à atteindre toute la surface du corps, si la dose du médicament est assez considérable.

A la suite d'un bain dans une solution bromurée, cette modification se montre rapidement sur toute l'étendue du corps. Ce changement de coloration, qui d'ailleurs a été déjà noté par plusieurs observateurs (Martin-Damourette, Pelvet, Meuriot), consiste en une nuance plus sombre que prend l'épiderme en même temps qu'un aspect terne, tout particulier. Si l'on vient à disséquer, immédiatement après la mort, les muscles d'une grenouille qui a succombé à un empoisonnement bromuré, on constate que la chair musculaire a perdu sa coloration normale blanc rosé et a pris une couleur d'un gris-pâle.

Ces deux symptômes manifestes à l'œil nu ne peuvent guère être interprétés que comme les effets d'une diminution dans l'apport du sang aux organes (peau, muscles). La diminution de la circulation capillaire de la peau permet ainsi à la couche pigmentaire de paraître plus foncée, plus terne, plus sombre, tranchant sur un fond dont la coloration est devenue moins vive, par suite du retrait des vaisseaux afférents.

De même, dans les muscles, la masse du sang qui y circule diminuant, il n'est pas étonnant de voir la fibre charnue de la grenouille prendre cette coloration grise d'un aspect si singulier. Ce ne sont pas là d'ailleurs de simples hypothèses, l'expérimentation directe permet de scruter ces phénomènes jusque dans leur nature intime.

On étend sous le champ d'un microscope la membrane interdigitale, ou le mésentère, ou bien encore la langue d'une grenouille, puis on administre à l'animal du bromure de potassium.

Il importe peu de faire l'application directement sur le point mis en observation ou dans un point éloigné, le résultat est le même ; seulement le temps nécessaire pour laisser le phénomène se produire, varie en raison directe de la distance qui existe entre ce point observé et le point d'application.

Toutefois, il importe de ne pas administrer une dose trop élevée de bromure. Il ne faut pas dépasser la dose de 4 à 5 centigrammes. On peut l'appliquer en solution par injection sous-cutanée du côté du membre mis en expérience, en ayant soin de diriger le bec de la seringue vers l'extrémité de la patte. On peut encore déposer directement sur la membrane interdigitale, le bromure de potassium en nature, il suffit alors d'ajouter quelques gouttes d'eau pour le faire absorber ; le résultat est le même ; cependant, plus sûrement acquis par le premier procédé.

Si l'application est directe, après avoir attendu de cinq

à dix minutes, on voit peu à peu la circulation devenir de moins en moins rapide, et si l'on a eu soin de rechercher une artériole et de la fixer sous le microscope, on ne tarde pas à remarquer que son calibre tend à devenir de plus en plus étroit, que ses parois se rapprochent, et que le sang qui y circule devient de moins en moins abondant.

C'est sans doute là la circonstance la plus difficile à apprécier. Mais le phénomène ne tarde pas à s'accuser avec tant de netteté, qu'il n'est bientôt plus possible de conserver de doute sur sa réalité. A l'état normal chez la grenouille, surtout si l'on fait l'observation en automne ou en hiver, la circulation artérielle se distingue par une activité extraordinaire; le sans y circule avec une vitesse si grande, qu'il est littéralement impossible de se rendre compte exactement du nombre de globules qui passent sous les yeux de l'observateur; ceux-ci courent avec une telle rapidité qu'ils paraissent très-pâles, à peine colorés, et l'on distingue vaguement leur forme elliptique, tandis que dans les veines, où la circulation est moins rapide, il est permis de noter toutes leurs particularités.

Sous l'influence du bromure qui détermine le rapprochement des parois artérielles, leur contracture, le calibre des artères diminue, et finit même par s'oblitérer complétement.

Sous le microscope, on peut bien distinguer encore le vaisseau, mais il est alors complétement vide ou bien ne laisse passer que de temps à autre quelques globulins qui circulent lentement et péniblement. Enfin, parfois même, la circulation s'arrête complétement dans l'artère.

Voyons maintenant ce qui se passe dans le système capillaire et dans les veines.

Au début, la circulation dans ces vaisseaux paraît s'accélérer, sans aucun doute, par suite de l'introduction de la petite quantité d'eau qui a été nécessaire pour faire absorber le bromure, puis l'on observe que peu à peu les capillaires paraissent se vider, les veines également semblent contenir de moins en moins de sang; la circulation devient de moins en moins rapide, bien qu'il soit difficile de noter avec le micromètre des changements dans le calibre des canaux du système veineux. Mais les globules sont moins serrés, moins pressés les uns contre les autres. Quelques capillaires se montrent bientôt complétement exsangues; dans les autres, on ne signale plus que quelques globulins circulant de distance en distance, enfin toute la préparation placée sous les yeux de l'observateur ne montre plus que des vaisseaux (artères, capillaires et veines) complétement exsangues. Cela est toutefois rare pour les veines qui conservent toujours un certain nombre de globules dans leur intérieur, ceux-ci stagnent ou ne circulent qu'avec une extrême lenteur. L'expérimentation a donné jusqu'à présent à tous les observateurs les mêmes résultats qu'à nous, il n'y a donc plus de doute à ce sujet, et l'on en peut conclure que le bromure de potassium a la propriété de déterminer par son application sur les tissus une contraction des artérioles et de produire une diminution de la circulation capillaire; or, c'est à cette diminution de la circulation dans la peau et dans les muscles de la grenouille, que nous pouvons avec raison rattacher le changement de coloration que nous y avons signalé. De même que nous avons noté que le changement de coloration se généralisait après plus ou moins de temps, de même nous allons prouver que ces phénomènes vasculaires ne tardent pas à se montrer dans toutes les parties de l'animal intoxiqué par le bromure. Il est ainsi facile de vérifier cette assertion en observant sur une même grenouille à la fois la membrane interdigitale des deux membres postérieurs, ou bien la langue, en même temps qu'une patte, mais en prenant la précaution de n'appliquer de bromure que sur un seul de ces organes. Les mêmes phénomènes, complétement analogues à ceux que nous venons de reproduire, se montrent partout après un temps qui varie de 20 à 40 minutes; quelquefois avec la même intensité, d'autres fois avec une intensité moindre, dans les cas où la dose du bromure administré est faible. Cette action du bromure sur les artères n'est donc pas seulement un effet du dépôt direct du sel sur les tissus, puisqu'elle se fait sentir à distance loin du point d'absorption et dans toute l'économie. Ce n'est pas là non plus un phénomène qui doive être rattaché aux effets de l'imbibition, qui a pourtant une si grande part dans tous les phénomènes d'absorption chez les grenouilles; car sur une grenouille dont on a lié un membre postérieur préalablement à l'intoxication par une ligature serrée, à l'exception du paquet vasculo-nerveux, si l'on vient à examiner au microscope la membrane interdigitale du côté correspondant, on voit après quelque temps les mêmes phénomènes vasculaires s'y montrer.

Cette expérience, que nous avons répétée plusieurs fois, ne nous a pas toujours réussi, car il convient, en appliquant la ligature et en pratiquant la recherche du paquet vasculo-nerveux, d'éviter de léser ce dernier;

il pourrait en résulter un arrêt de la circulation dans tout le membre et une stase sanguine dans la membrane interdigitale, ce qui rendrait l'expérience impraticable. Dans cette expérience on opère ainsi sur un membre où les effets de l'imbibition sont complétement supprimés et où la circulation est seule à agir pour transporter l'agent médicamenteux.

Dans ce cas, même phénomène, même oblitération de l'artère, même oligaimie, même diminution dans toute la circulation capillaire.

Quand on expérimente sur le mésentère de la grenouille ou de la salamandre, on voit aussi se produire les mêmes phénomènes ; pourtant ils sont ici moins constants ; et l'on voit souvent dans ce cas, au lieu d'une oligaimie des tissus, s'établir une congestion de tout le système sanguin placé sous le champ du microscope.

On pourrait dans certains cas rattacher ce phénomène au reflux du sang de la périphérie vers les organes internes, et cela avec raison dans le cas où l'on a évité de placer le bromure directement sur le mésentère et que l'on a produit une intoxication générale qui se manifeste par la sécheresse, la coloration anormale des téguments et des tissus musculaires. Mais dans d'autres cas cette hyperémie que l'on observe est due à l'action chimique du sel médicamenteux appliqué directement sur l'organe mis en observation.

C'est ainsi que dans un grand nombre d'expériences nous avons noté au lieu même d'application du bromure de potassium une subinflammation caractérisée par la rougeur, de l'injection, une stase complète de la circulation, de la suffusion sanguine, phénomènes qui ne sont que le résultat de l'action chimique du bromure sur les tissus. Ces effets s'obtiennent également, mais toujours avec une forte dose sur la membrane interdigitale et la langue, mais beaucoup plus souvent sur la membrane mésentérique dont la préparation est d'ailleurs aussi plus délicate et présente parfois des accidents qui rendent l'expérience difficile.

Dans plusieurs expériences, il nous a été donné de vérifier aussi un fait qui a été observé par MM. Martin-Damourette et Pelvet; nous voulons parler d'une congestion secondaire s'établissant après un certain temps sous les yeux de l'observateur qui examine la membrane interdigitale d'une grenouille empoisonnée par le bromure. Cette hyperémie succédant à l'anémie des tissus, avait été expliquée par ces observateurs, par une fatigue des parois musculaires des artères succédant à leur contracture; mais nous avons été à même, ainsi que M. Meuriot, de voir le phénomène se produire sous nos yeux et de constater qu'il consiste en un reflux des globules sanguins des veines vers les capillaires.

Dans ce cas, l'artère reste contracturée et l'on peut distinguer encore au milieu de la préparation le calibre de celle-ci vide et rétrécie; il n'y a donc jamais de paralysie de l'artère.

En résumé, lorsqu'après l'application du bromure sur les tissus de la grenouille, on voit survenir de l'injection vasculaire, on peut sans crainte rattacher cette congestion à l'action chimique du sel, si l'on observe cette congestion au lieu même d'application, et si elle s'établit d'emblée; si, au contraire, on la voit survenir après un certain temps seulement et succéder à une anémie des tissus, on devra y voir un retour du sang des veines dans le système capillaire, et non une paralysie secondaire de l'artère rétablissant la circulation, car l'artère reste toujours contracturée, et oblitérée.

En outre, M. le Dr Meuriot a signalé certaines altérations dans la coloration des globules qui deviennent d'un rose pâle, moins foncé et moins vif. M. Saison a vérifié la réalité de cette décoloration : les globules lui ont paru jaunâtres et très-pâles; toutefois la couleur du sang en masse n'est point modifiée. C'est ce que nous avons constaté de notre côté.

En dehors de ces particularités intéressantes, mais secondaires, ces expériences sur les grenouilles nous montrent que le bromure de potassium a une action incontestable sur la circulation périphérique, et qu'il détermine une contracture des artères qui, diminuant l'apport du sang aux organes, y produit une anémie; que cette action se manifeste d'abord vers le lieu de d'application du sel médicamenteux; mais qu'elle tend à se généraliser et qu'ainsi le bromure traduit ses effets à distance après l'absorption par des phénomènes vasculaires d'une grande importance.

Les expériences que nous avons entreprises sur les animaux supérieurs tendent à démontrer le même fait, mais, avant de signaler les résultats que nous avons obtenus, faisons ressortir, en quelques mots, combien ce que l'observation directe vient de nous montrer cadre exactement avec quelques faits que nous enseigne la clinique.

Chez l'homme, lorsqu'il fait usage du bromure pendant plusieurs jours et à la dose de 2 à 4 grammes au moins, on observe une décoloration des muqueuses particulièrement sensible au pharynx, à la voûte palatine et au voile du palais.

Ce phénomène, conjointement à beaucoup d'autres, qui ne sont que la conséquence de cet effet du bromure sur les petits vaisseaux a frappé tous les observateurs, et particulièrement M. Gubler, le premier. Avec M. Trousseau et M. Pidoux, on doit admettre que la pâleur de cette muqueuse palatine n'est si accusée que parce qu'elle est le résultat de trois circonstances qui concourent à rendre cet effet plus saillant en ce point plutôt que partout ailleurs : nous voulons parler du contact immédiat au moment de la déglutition de la boisson bromurée, de l'action exercée par la salive qui contient du bromure, puisqu'elle contribue à son élimination ; enfin, de l'action générale du bromure, par suite de son absorption. Nous rappellerons encore que la sécheresse de la peau, son insensibilité sont des phénomènes qui semblent se rattacher également à cette contraction des petits vaisseaux qui paraît être une des propriétés principales du bromure. Nous verrons plus loin, lorsque nous chercherons à établir d'une manière générale son mode d'action, d'après ses effets physiologiques, qu'un grand nombre de ceux-ci sont le résultat de cette action élective du bromure sur les vaisseaux artériels.

Nous avons entrepris également, comme nous l'avons déjà dit, quelques expériences sur le mésentère du rat et sur l'oreille du lapin, à l'effet de vérifier, si nous pouvions obtenir les mêmes phénomènes vasculaires, sous l'influence du bromure. L'analogie des symptômes que l'on observe sur la muqueuse de l'homme et sur celle des animaux, nous permettrait alors, si nous trouvions chez ceux-ci la même action vasculaire que chez la grenouille, d'établir la véritable cause de cette pâleur des membranes muqueuses.

Sur le mésentère d'un rat blanc soumis à une intoxication bromurée et dont les muqueuses s'étaient manifestement décolorées sous l'influence du bromure, nous avons noté avec le micromètre un rétrécissement uniforme d'un tiers à la moitié du calibre des artères en même temps qu'un ralentissement du débit du sang, mais nous n'avons jamais signalé d'oblitération complète du calibre de l'artère. Sur l'oreille d'un lapin, nous injectons avec une seringue de Pravaz, une dose de 0,10 centigr. de bromure de potassium, et nous examinons l'artère dont la systole a lieu quatre fois par minute avant l'injection. Au moment de l'injection, l'artère entre en diastole, et tous les vaisseaux de l'oreille s'injectent; après six minutes, la diastole durait encore, ce n'est que douze minutes plus tard que nous avons commencé à observer une systole de l'artère; mais celle-ci dura peu; trente minutes seulement après l'injection, l'artère était contracturée d'une manière permanente, et l'oreille était devenue froide et retombait flasque et immobile sur le cou de l'animal.

Cette expérience que nous avons répétée plusieurs fois, en variant la dose et le lieu d'injection, nous a donné à peu près constamment le même résultat; la seule différence notable que nous ayons signalée dans ces diverses expériences, c'est que nous n'obtenions tout d'abord une diastole prolongée de l'artère que dans les cas où l'on avait fait l'injection directement sur l'oreille; on n'observait rien de semblable lorsque celle-ci était pratiquée dans un point plus ou moins éloigné.

Cette diastole prolongée est sans aucun doute le résultat, et de l'excitation causée par la piqûre, et de l'excitation que détermine le contact irritant du sel bromuré, ainsi que de la quantité d'eau qui entre brusquement dans la circulation locale. Quand l'injection était pratiquée sur le tronc, du côté où celle-ci était faite, se faisait sentir plutôt que du côté opposé l'influence du sel bromuré.

Cette remarque prouve bien que l'imbibition chez tous les animaux comme chez les grenouilles, prend une certaine part dans la succession des phénomènes que l'on observe.

En résumé, soit par action locale, soit par suite de son absorption, le bromure de potassium détermine une contraction des artérioles qui occasionne une anémie des tissus.

B. *Action sur le cœur.*

Chez tous les animaux et chez l'homme, le bromure de potassium détermine un ralentissement des battements du cœur ; mais, chez l'homme, ce n'est qu'après l'administration de doses élevées continuées pendant plusieurs jours, que l'on obtient une sédation de cet organe. Il a été observé dans quelques cas un abaissement de 10 pulsations (Martin-Damourette et Pelvet); M. Pletzer a vu le pouls descendre à 50 ; dans nos recherches, nous avons noté une légère diminution de quelques pulsations, lorsqu'on dépassait la dose de 4 grammes par jour ; mais encore, cette sédation du pouls ne se montrait jamais qu'après plusieurs jours.

Lorsque nous avons employé des doses inférieures, nous n'avons signalé aucun changement dans le nombre des battements du cœur, ainsi que nous l'avons déjà dit plus haut. Aussi, l'expérimentation sur les animaux était-elle indispensable pour analyser les effets du bromure de potassium sur le cœur.

Quand on ouvre la cavité thoracique d'une grenouille et qu'on a ainsi mis son cœur à nu, si l'on injecte une petite dose de bromure à l'un des membres postérieurs, après cinq minutes environ, on voit le cœur battre moins vite; ses battements diminuent de moitié, ils descendent souvent à 2 ou 4 battements par quart de minute; puis finissent même par s'arrêter dans la majorité des cas, si la dose de bromure a été de plus de cinq centigrammes.

Si le bromure a été déposé directement sur le cœur, c'est presque instantanément (toujours après deux ou trois minutes) que celui-ci s'arrête en diastole; pourtant on observe toujours que les contractions auriculaires s'effectuent encore pendant un certain temps après que celles du ventricule ont cessé complétement; dans ce cas, l'animal continue à vivre toujours quelque temps après l'arrêt complet du cœur.

Quand on détache un cœur de grenouille et qu'on le plonge dans une solution légère de bromure, on le voit également s'arrêter brusquement, après avoir toutefois montré pendant le premier moment de l'immersion une légère augmentation du nombre des battements. Mais cette excitation doit sans doute être rapportée au contact du liquide.

Ainsi, quelle que soit l'expérience que l'on ait entreprise sur le cœur avec le bromure, on constate toujours le même phénomène, le ralentissement du cœur ou son arrêt complet en diastole.

Sur le cœur des grenouilles qui ont reçu le contact immédiat du brumure, aucune excitation (mécanique, chimique ou électrique) ne peut plus rétablir les battements du cœur, lorsque ceux ci ont cessé complétement.

Chez les grenouilles qui ont succombé par le bromure, on constate, au contraire, que le cœur continue à battre; et pourtant l'on signale en même temps la perte de l'excitabilité du système nerveux périphérique et de l'irritabilité de tous les autres muscles ; aussi ce fait est la cause des opinions quelque peu divergentes de MM. Eulenburg et Guttmann d'une part, et de MM. Martin-Damourette et Pelvet de l'autre, sur cette question.

Pourtant, il n'y a qu'une faible distance entre ces deux opinions dont la divergence est causée par la dif férence du moment choisi par ces physiologistes pour faire leurs observations. Aussi, MM. Martin Damourette et Pelvet, malgré qu'ils admettent que le cœur est l'*ultimum moriens*, n'en reconnaissent pas moins que le cœur subit également l'action paralysante du bromure ; ils ajoutent, il est vrai, que le cœur, loin d'être atteint spécialement par ce poison, lui résiste même le dernier, dans le cas de bromisme régulier.

Ce n'est là que l'expression d'un fait qu'ils ont observé ainsi que nous, mais il n'en est pas moins vrai que le bromure a chez les grenouilles une action évidente sur le cœur, qu'il en paralyse les mouvements, qu'il en détruit l'excitabilité; et il e t évident que c'est là une action directe élective de ce médicament, puisque ses effets cardiaques peuvent être isolés, et être ob tenus sans le concours des autres effets toxiques du bromure. Cette explication pour nous résulte des expériences faites sur le cœur de la grenouille, en appliquant directement le sel médicamenteux sur cet organe; car l'apparition subite du ralentissement ou de l'arrêt du cœur en diastole ne peut être rattachée qu'à une action directe sur le cœur, et non à une action indirecte sur le cœur des variations de la pression du sang, des altérations de ce liquide, ou des troubles de l'innervation centrale, de la respiration et de la circulation périphérique, puisque le poison n'a pas encore eu le temps d'être transporté au loin. On a là un effet immédiat. Cela résulte également d'une expérience dans laquelle on arrache le cœur d'une grenouille que l'on plonge dans une solution bromurée, puisque, dans cette expérience, on a supprimé toutes les autres causes qui peuvent agir sur les battements du cœur, et que l'on a mis le sel médicamenteux seul en présence de l'innervation du muscle cardiaque.

Si le cœur chez les grenouilles qui succombent à un empoisonnement régulier par le bromure continue à battre, cela tient à ce que le poison ne se trouve pas en dose suffisante dans le cœur pour tuer complétement ce muscle. Ce n'est là qu'une affaire de doses, et ce fait d'observation ne peut nous empêcher de conclure à l'action élective et directe du bromure sur le cœur.

Cette conclusion est d'ailleurs d'accord avec toutes les expériences de nos devanciers et concorde particulièrement avec celle de MM Eulemburg et Guttmann, qui ont démontré que, sur des lapins trachétomisés chez lesquels on pratiquait la respiration artificielle, les symptômes de l'empoisonnement ne changeaient en aucune manière, et que la terminaison fatale n'en était pas reculée.

Ce n'est pas là une raison pour admettre que c'est toujours par le cœur que les animaux succombent dans l'empoisonnement par le bromure ; bien au contraire, nous croyons que c'est bien plutôt par suite de son action vasculaire, que ce poison tue; car, alors que le cœur continue à battre chez les animaux qui viennent de succomber, on sait que le ventricule ne se vide pas complétement pendant la systole, ainsi que l'ont observé MM. Eulenburg, Guttmann et nous-même. L'obstacle siége dans les petites artères de la périphérie et des centres, et c'est cet arrêt de la circulation, principalement dans le poumon, qui est la cause première de la mort, suivant nous, chez les animaux qui succombent à une intoxication par le bromure. Il nous paraît également impossible d'admettre que le cœur diminue la fréquence de ses battements et s'arrête en diastole par suite de la diminution de l'excitabilité de la moelle, car il est facile de démontrer que le cœur peut être tué par le bromure, lors même que cet organe est complétement séparé de l'animal. Il y a donc là, dans les effets du bromure, une action spéciale, élective, de ce sel sur le muscle cardiaque ou sur son innervation. Enfin, pour conclure si cet affaiblissement de l'activité cardiaque a lieu par suite d'une excitation des nerfs régulateurs du cœur ou par suite d'une paralysie de ses ganglions excito-moteurs, il suffit de rappeler que le cœur, après un empoisonnement par le bromure, cesse de répondre aux excitations directes. Il faut donc conclure que c'est par paralysie de ses nerfs moteurs que le cœur s'arrête sous l'influence du bromure, et que le système modérateur (nerfs pneumogastriques) n'est pour rien dans cet effet physiologique.

Sur les animaux à sang chaud, nous avons noté toujours un ralentissement du cœur particulièrement sensible chez les lapins. Chez un lapin, le cœur tombait, après une injection stomacale de 5 grammes, de 50 pulsations par quart de minute à 25; chez un autre, après une injection sous-cutanée contenant 2 grammes de bromure, de 144 pulsations par minute à 100..., etc.

Chez l'homme, nous avons déjà dit que le cœur était plus difficilement troublé par le bromure. On observe souvent des phénomènes de sédation nerveuse, d'anesthésie des muqueuses, sans pour cela voir le cœur se ralentir. C'est que le bromure n'agit chez l'homme sur le cœur qu'à haute dose, tandis que l'action sur les vaisseaux se fait sentir même après l'injection de petites doses de bromure.

Pourtant il semblerait résulter d'une observation faite par M. le professeur Gubler que, lorsque le cœur est pathologiquement troublé, le bromure, à dose thérapeutique, agirait sur cet organe en en diminuant considérablement les battements. Chez une femme atteinte d'une affection cardiaque, le pouls descendit, sous l'influence du bromure, de 108-110 à 76-78, et lorsque le médicament était cessé, la fréquence des battements du cœur reparaissait.

Quoi qu'il en soit, chez l'homme et chez les animaux, le bromure de potassium a une action élective sur le cœur.; il ralentit les battements du cœur en diminuant l'excitabilité du muscle cardiaque qu'il détruit même complétement dans certaines cirtaines circonstances. C'est une propriété qui, nous le verrons, peut être utilisée en thérapeutique.

C. *Action sur le sang.*

Nous aurions voulu, continuant nos études sur l'action physiologique du bromure, nous rendre compte des effets de cet agent médicamenteux sur la vitesse du cours du sang, sur la pression artérielle et sur la composition du sang. Malheureusement les moyens mis à notre disposition n'ont pas été suffisants pour compléter nos recherches, et nous devons nous borner à donner ici simplement les résultats auxquels nous sommes arrivé par l'ensemble de nos expériences, tout incomplètes qu'elles soient.

Pour ce qui est des effets sur la vitesse du sang, l'expérimentation sur les animaux à sang froid nous a montré que le cours de celui-ci est ralenti; chez les animaux à sang chaud, il doit en être de même, les battements du cœur chez ces animaux étant diminués de fréquence. L'étude des effets vasculo-cardiaques du bromure nous montre d'une part l'affaiblissement de l'excitabilité du muscles cardiaques, et d'autre part l'état de contraction des petites artères. Ces deux phénomènes doivent servir à expliquer le ralentissement du cours du sang, qui d'ailleurs est visible, du moins chez les animaux à sang froid.

Cette double action du bromure sur les vaisseaux et sur le cœur semblerait tendre à exercer une certaine influence sur la pression artérielle. Pourtant, dans deux expériences entreprises sur des chiens, avec des doses de bromure variant de 2 à 5 grammes, nous n'avons noté aucune variation de la tension du sang dans les artères. Peut-être faut-il considérer ici que la diminution de l'activité cardiaque, et que la contraction énergique des petites artères concourent en sens inverse à influencer la pression artérielle; aussi il n'y a aucun effet produit; nos expériences sembleraient le démontrer.

Pour ce qui est de l'action du bromure sur la composition du sang, nous n'en connaissons absolument rien. M. Rabuteau exprime l'idée que le bromure conserve les globules. En songeant aux symptômes de cachexie que le bromure administré à hautes doses, détermine parfois chez l'homme, il est permis de mettre en doute cette assertion; jusqu'à plus ample informé, cette question doit être réservée. Quant aux effets fâcheux qu'amènent dans la composition du sang les troubles de la respiration déterminés par des doses toxiques de bromure, ils sont rendus manifestes chez les animaux qui succombent à une intoxication de cette nature par des convulsions terminales et des symptômes d'asphyxie. L'hématose étant troublée, l'acide carbonique s'accumule dans le sang.

2° *Action sur le système nervo-musculaire.*

Il est important, avant tout, de faire remarquer, comme nous l'avons déjà fait pressentir, que les grenouilles ne se conduisent pas de la même manière sous l'influence des petites et des fortes doses de bromure. Sous l'influence des premières, voici l'ordre dans lequel se succèdent les symptômes que le bromure détermine: après une injection de 5 à 10 centig., on observe une douleur assez vive au point injecté, un frémissement musculaire, surtout sensible vers le lieu de l'injection; pendant les premiers moments, l'animal saute et cherche à s'échapper, puis devient tranquille et semble s'assoupir; les mouvements du flanc deviennent de moins en moins considérables, de moins en moins fréquents; quand on étend les membres postérieurs, ceux-ci ne sont plus retirés par l'animal; la sensibilité cutanée devient obtuse; la grenouille, malgré son assoupissement, fait encore de temps à autre des mouvements spontanés volontaires; cet état peut persister, s'amender ou s'aggraver. Dans le dernier cas, la mort survient dans le collapsus le plus complet ou après quelques convulsions cloniques (rare); mais c'est même le cas le plus fréquent lorsqu'on s'est servi de doses supérieures à 8 centig.

Sous l'influence de doses élevées, c'est-à-dire de 20 à 25 centig., on observe souvent, au début, des convulsions toniques et même une roideur tétanique du tronc et des membres postérieurs; puis l'animal retombe dans le collapsus et présente les mêmes symptômes que ceux que nous venons de décrire précédemment : ceux-ci se produisent tous, avec ce caractère particulier qu'ils sont plus précipités et que la terminaison fatale a lieu plus rapidement.

En resumé, chez les grenouilles, on observe, au moment de l'administration du poison, une douleur plus ou moins vive vers le point de contact des tissus avec l'agent toxique, douleur qui, quoi qu'on en ait pu dire, se traduit aux yeux de l'observateur, quand le poison est en petite quantité, par quelques mouvements réactionnels et ce frémissement musculaire particulier que nous avons signalé, et, lorsque la dose en est plus considérable, par de l'agitation, des convulsions et même du tétanos.

L'intensité des symptômes est ici en raison directe avec la quantité des doses administrées : nous nous étonnons donc de voir M. Laborde attribuer ces symptômes à une excitation de la moelle. Dans la plupart des cas où nous avons observé cette roideur tétanique qui lui avait fait admettre une période convulsive, nous avons remarqué que ces convulsions apparaissaient toujours rapidement, et par conséquent avant même que le bromure ait eu le temps d'être absorbé et d'atteindre les centres nerveux.

Faisons d'ailleurs encore une fois remarquer que ce n'est que chez la grenouille qu'il est permis de produire ce phénomène convulsif au début de l'intoxication bromurée.

Chez les animaux à sang chaud, à aucune époque de l'intoxication, on n'observe de convulsions, à moins cependant qu'on ait injecté directement le poison dans les veines.

Quand une grenouille est soumise à une intoxication bromurée, on peut constater, comme nous venons de le voir, qu'un des symptômes les plus caractéristiques est celui qui montre que, malgré la possibilité encore existante de mouvements spontanés de la part de l'animal, celui-ci ne réagit plus sous l'influence du toucher et des différents agents mécaniques, chimiques et électriques. On peut étendre avec facilité ses membres postérieurs, qui restent inertes et pendants. On peut placer la grenouille sur le dos, sans que celle-ci cherche à se remettre sur ses pattes. On peut exciter les tubercules des membres postérieurs par le pincement ou par une brûlure sans que l'animal réagisse. La sensibilité cutanée est donc diminuée, et, dans certains cas, même éteinte.

Avant la mort de l'animal, si l'on vient à l'exciter avec l'électricité (soit avec une pince de Pulvermacher, soit avec un léger courant d'induction), on observera que les muscles et les nerfs réagissent de moins en moins, et qu'après la mort muscles et nerfs ne sont plus excitables.

Quand chez une grenouille par une ligature on a préservé de l'intoxication un des membres postérieurs, on peut voir que cette partie soustraite au contact du poison, conserve toute sa sensibilité, toute son excitabilité, toute son irritabilité.

Ce sont, d'ailleurs, des faits qui ont été vus et observés par tous les expérimentateurs, mais il y a des divergences dans les différents commentaires auxquels ces auteurs se sont livrés à ce sujet.

Les uns, comme MM. Eulenburg, Guttmann et Laborde, admettent que l'action du médicament est d'abord centrale, et que les nerfs et les muscles ne sont atteints que secondairement; les autres, comme MM. Martin-Damourette et Pelvet, établissent que la moelle n'est atteinte qu'après les nerfs et les muscles, et que l'intoxication marche de la périphérie au centre.

Ces derniers auteurs s'appuient surtout sur une expérience dans laquelle, après avoir démontré la perte de la sensibilité et de la motricité, ils obtiennent encore des mouvements franchement réactionnels, et cela au moyen d'un procédé qui consiste à soustraire deux pattes à l'intoxication, l'une antérieure, l'autre postérieure; mais, comme l'a fait remarquer M. Laborde, obtenir un mouvement plus ou moins obscur dans la patte antérieure, par exemple, lorsque l'excitation a été portée sur la patte postérieure, ou *vice versa*, c'est bien là un phénomène d'ordre réflexe; pourtant, ce qui caractérise essentiellement un mouvement réflexe, c'est la production du mouvement réactionnel au point même d'où l'excitation est partie, et où elle retourne, répercutée et transformée en manifestation motrice par la moelle ou par tout autre centre excito-moteur.

Aussi avons-nous préféré avoir recours au procédé de M. Claude Bernard qui consiste à isoler le nerf sciatique, à en faire la section et à intorroger les deux bouts du nerf. Quand on excite le bout périphérique, on agit directement sur les muscles par la motricité du nerf; quand, au contraire, on excite le bout central, on ne peut obtenir qu'un mouvement indirect par action réflexe. Nous avons répété cette expérience, comme l'avait déjà fait d'ailleurs M. Laborde, et nous avons vu plusieurs fois que les excitations du bout périphérique déterminaient toujours pendant un certain temps des contractions dans les muscles de l'extrémité de la patte, tandis que celles du bout central n'amenaient jamais que pendant un temps très-court des contractions dans la patte correspondante: puis, après, on voyait que l'excitabilité du nerf se perdait dans les deux tronçons, et il n'était bientôt plus possible d'obtenir de contractions dans les muscles du membre d'aucune façon.

Ces expériences semblent établir que la moelle est plutôt atteinte que les nerfs, mais nous avons remarqué que cela tenait au lieu d'administration du bromure.

Car, dans ces expériences, nous appliquions le bromure, soit sur le tronc, soit sur l'autre patte postérieure; l'imbibition qui joue toujours un certain rôle dans l'absorption chez la grenouille, faisait que la patte mise en expérience était moins atteinte que les autres parties du corps et par conséquent que la moelle.

Dans une autre expérience, nous avons appliqué le poison sur la partie terminale de la patte mise en observation, et nous avons obtenu alors l'inverse, c'est-à-dire que nous avons vu que les contractions n'étaient plus obtenues par l'excitation du bout périphérique du nerf sciatique, tandis qu'on en obtenait de très-énergiques quand on excitait le bout central.

Quand on expérimente chez les grenouilles, il faut tenir compte de toutes ces particularités, et surtout des effets de l'imbibition. Aussi croyons-nous que, pour conclure des effets des poisons sur l'économie animale, il faille toujours, avant de se prononcer. interroger les animaux à sang chaud et l'observation clinique chez l'homme.

Quoi qu'il en soit, on ne peut nier que le bromure ait une action sur la moelle; mais, croyons-nous, on ne peut la regarder comme une action primordiale, élective de ce médicament.

Nous avons également répété l'expérience de MM. Martin-Damourette et Pelvet, en variant les procédés et les lieux d'administration de la substance, et nous avons pu voir que jamais il n'était possible de détruire tout à fait complétement le pouvoir excito-moteur de la moelle, quand même on observait la disparition totale des fonctions des nerfs et des muscles, sauf pourtant dans le cas où l'on appliquait le bromure directement sur la moelle, car alors ses fonctions disparaissent subitement.

Ces observations nous démontrent que le bromure agit tout aussi bien sur les nerfs que sur la moelle; mais, comme nous le montrent les expériences de MM. Martin-Damourette et Pelvet, que nous avons répétées, malgré qu'il soit possible de prouver qu'il existe encore après l'intoxication bromurée, des mouvements réflexes, en voyant que ces mouvements réflexes sont très affaiblis, à ce point qu'ils sont niés par MM. Eulenburg, Guttmann et Laborde (mais nous nous sommes assuré de leur existence), nous croyons pouvoir rattacher cette inégalité d'action à une inégalité des doses du poison se trouvant en contact avec ces différentes parties.

Nous avons, en effet, remarqué que c'était spécialemeni sur les grenouilles qu'il était possible de faire de pareilles distinctions et de voir que les nerfs et les muscles paraissent parfois plus affectés que les centres; c'est là, croyons-nous, des résultats se rattachant à l'imbibition. Chez les animaux à sang chaud, la sensibilité ne s'éteint que dans certains endroits, sur les muqueuses, principalement au voile du palais, dans l'urèthre chez l'homme, et, comme nous remarquons que c'est en ces points que le bromure se trouve en contact en plus grande quantité avec les tissus, par suite de l'élimination et d'autres causes déjà connues, que par conséquent c'est en ces points que l'action vasculaire du bromure se fait sentir plus vivement, tout en admettant que le bromure agit sur la moelle, nous croyons que ce n'est que par l'intermédiaire de la circulation et des troubles que ce sel y apporte. Ne sait-on pas que, lorsque la quantité de sang diminue progressivement dans la moelle, le pouvoir réflexe diminue et s'affaiblit à mesure? Ne sait-on pas que le sang est nécessaire pour l'accomplissement des fonctions du système nerveux et que l'intégrité de la circulation est indispensable pour la régularité de ces fonctions?

Lorsqu'un animal à sang chaud vient à succomber à une intoxication par le bromure, si l'on recherche immédiatement après la mort l'état des nerfs et des muscles, on retrouve toujours au début de l'expérience que les nerfs et les muscles sont encore excitables. Le cœur seul, lorsqu'il a cessé complétement de battre, est alors le seul muscle qui ne réagisse plus sous l'influence des excitations mécaniques, chimiques ou électriques. Les autres muscles et les nerfs réagissent toujours pendant quelque temps; toutefois, il importe de faire remarquer que cette excitabilité des nerfs et des muscles disparaît chez les animaux à sang chaud, qui ont succombé à une intoxication par le bromure, avec plus de rapidité que chez ceux qui succombent à toute autre espèce de mort. La motricité des nerfs disparaît également avant l'irritabilité des muscles. Quand le bromure est administré par injection sous-cutanée, dans le voisinage du point où l'injection a été pratiquée, l'excitabilité des nerfs et des muscles a toujours disparu complétement au moment de la mort. Il y a là encore un effet de l'imbibition.

Nous croyons donc pouvoir conclure que la moelle est bien atteinte par le bromure de potassium, mais que ce n'est pas d'une manière primordiale que ce poison agit sur cet organe; que le bromure diminue et détruit même l'excitabilité des nerfs et l'irritabilité des muscles;

qu'il agit de la même manière sur la moelle ; qu'il en diminue par conséquent le pouvoir excito-moteur ; mais qu'on ne saurait admettre que le bromure agit spécialement sur la moelle, puisque cette action ne se fait pas sentir d'une façon plus manifeste que la perte de l'excitabilité des nerfs sensibles et moteurs ; tout au contraire.

Nous croyons également devoir rattacher à l'ischémie du tissu nerveux les troubles que nous constatons dans ses fonctions dans l'intoxication bromurée.

Ainsi, croyons-nous avoir établi que le bromure de potassium amène :

1° La diminution de la sensibilité de la périphérie ;

2° La diminution du pouvoir réflexe de la moelle, de l'excitabilité des nerfs, sensibles et moteurs et de l'irritabilité des muscles. Et ce sont là, nous le verrons, des faits qui servent de base à bien des indications thérapeutiques.

Il nous reste à étudier l'action du bromure sur l'encéphale. Chez les grenouilles, nous avons vu que les mouvements spontanés étaient encore possibles, longtemps même après que les mouvements réactionnels étaient bien affaiblis ; le fait nous démontre que si le bromure agit chez ces animaux sur le cerveau, il n'agit pas avec une grande intensité : aussi n'admettons-nous pas l'opinion de M. Saison.

Chez les grenouilles on a observé encore de l'apathie, de l'assoupissement, tandis qu'au contraire chez les animaux à sang chaud, on n'a observé que très-rarement de la somnolence. Le fait, au contraire, chez l'homme, comme nous l'avons vu est très-fréquent ; chez celui-ci on observe, en outre, une foule de troubles cérébraux, tels que délire, coma, surdité, etc. Cette observation nous prouve que chez l'homme le bromure agit plus énergiquement sur l'encéphale que chez les animaux.

Quant à la cause de ces troubles cérébraux et sensoriaux, nous ne pouvons y voir une action spéciale du bromure et nous croyons devoir ranger ces phénomènes parmi les effets secondaires aux troubles de la circulation cérébrale.

Pour ce qui est de l'action du bromure sur les muscles de la vie végétative et sur le système du grand sympathique, nous n'avons que peu de choses à dire, n'ayant pour notre part que fort peu d'observations exactes faites sur ce sujet. Quoiqu'il en soit, il n'est pas sans importance de rappeler ici l'action du bromure sur les contractions de l'estomac et des intestins. Nous avons déjà dit que le bromure à petites doses n'avait pas d'action fâcheuse sur les fonctions digestives ; que, parfois même, l'appétit se trouvait accru. Cette dernière observation nous fait pencher à admettre que le bromure a une certaine action excitante sur les contractions stomacales ; quant à admettre qu'il en a une analogue sur les contractions intestinales, nous en sommes convaincus après avoir vu tous les animaux à sang chaud que nous avons soumis à une ingestion de bromure, présenter des selles fréquentes mais non diarrhéïques. La diarrhée ne se montrait que lorsqu'on avait administré des doses élevées de bromure.

Aussi, comme chez l'homme on observe tantôt de la constipation, tantôt de la diarrhée, nous croyons pouvoir expliquer cette diversité dans les effets du bromure par une question de doses. Il est cependant quelques personnes qui ne peuvent prendre même 1 gr. de bromure sans être prises de diarrhée, c'est là nécessairement les effets d'une impressionnabilité individuelle.

Quant aux effets du bromure sur les contractions de la vessie, ils paraissent très-peu énergiques. Chez les animaux qui succombent à un empoisonnement par le bromure on trouve généralement une assez grande quantité d'urine dans la vessie. Ce fait semblerait prouver que la vessie est peu influencée par le bromure ; quant au fait d'incontinence nocturne d'urine observée par M. Puche, il pourrait, nous le pensons, être attribué à une incontinence par regorgement ; le bromure augmente dans certaines conditions la sécrétion urinaire. Pourtant dans certains cas on observe de la strangurie, de la dysurie, ne sont-ce pas là des cas où il est possible d'admettre une paralysie de la vessie. Il n'est pas, en effet, impossible que vers la fin de l'empoisonnement, la vessie se paralyse comme les autres plans musculaires. Chez les animaux qui succombent, ne trouve-t on pas toujours dans cet organe une certaine quantité d'urine.

L'iris est atteint chez certains animaux par le bromure ; chez la grenouille surtout, l'iris se dilate considérablement ; il en est de même chez l'homme dans certains cas. Le malade de M. Feréol avait les pupilles très-dilatées. Mais pour décider quel est le mécanisme de cette dilation pupillaire, il serait nécessaire d'établir des expériences directes que nous n'avons pu encore faire. Nous sommes obligés de laisser cette question indécise.

Il nous faut faire rentrer dans ce chapitre les effets du bromure sur l'appareil génital. L'affaiblissement de la puissance génésique chez l'homme et chez la femme se montre même après l'administration de très-faibles doses quotidiennes de bromure. Avec 2 gr. on obtient généralement la disparition complète des érections. Celles dites matinales disparaissent même parfois avec 1 gr. Chez les animaux, il semblerait d'après M. Rabuteau qu'il en est de même. Cet observateur a été à même de voir un chien rester indifférent auprès d'une chienne en rut.

A quelle cause faut-il rattacher cet affaiblissement du sens génésique? La diminution du pouvoir excito-moteur de la moelle est certainement la principale cause; mais on ne peut s'empêcher de faire remarquer ici que la propriété que possède le bromure de resserrer les artérioles doit être prise en considération, car il faut bien admettre que la contracture des artérioles, qui se rendent aux corps érectiles des organes génitaux, doit rendre insuffisant l'apport du sang qui est nécessaire à leur érection.

3° *Action sur la respiration.*

Chez les grenouilles, les mouvements respiratoires diminuent de fréquence sous l'influence du bromure; ils s'arrêtent même complétement et assez rapidement lorsque la dose de bromure administrée est assez élevée (de 0,10 à 15 centig.). Mais souvent il n'y a que suspension de ces mouvements respiratoires chez la grenouille; celle-ci est comme assoupie, flasque, insensible; l'animal semble oublier de respirer, car il n'est pas mort. Aussi, si l'on vient à l'exciter quand il réagit encore, il s'empresse d'effectuer quelques inspirations, puis retombe bien vite dans son état d'assoupissement et d'immobilité absolue. Chez les grenouilles qui succombent à un empoisonnement bromuré, les mouvements respiratoires disparaissent d'autant plus rapidement que l'injection du médicament a été portée dans un point plus proche de la partie antérieure du tronc. La respiration continue; mais elle est bien ralentie chez celles dont on a arrêté les battements du cœur par le dépôt direct du poison sur cet organe.

En résumé, l'action sur la respiration chez la grenouille se traduit toujours par un ralentissement dans sa fréquence.

Chez les animaux à sang chaud, chez les lapins, par exemple, les mouvements respiratoires sont également beaucoup diminués ; ainsi nous avons vu que chez ces animaux la respiration non-seulement était très-ralentie, mais que celle-ci devenait anxieuse, difficile, dyspnéique.

Chez un lapin, après l'ingestion stomacale de 5 grammes de bromure, la respiration qui marquait 32 par quart de minute, descendit à 8, et même à 6 par quart de minute; chez un autre, la respiration descendit de 10 à 9, mouvements respiratoires après une injection hypodermique de 2 grammes de bromure.

Chez l'homme, on n'a pas signalé souvent de troubles de la respiration sous l'influence de l'ingestion du bromure.

Dans le cas d'empoisonnement signalé par M. Hameau, l'auteur dit seulement que la malade finit par succomber aux progrès de l'asphyxie. M. Pletzer a observé parfois chez ses malades de la dyspnée : ce sont là les seuls faits d'observation

Quel est le mécanisme par lequel le bromure détermine chez les animaux le ralentissement de la respiration?

MM. Eulenburg et Guttmann, qui ont étudié cette question, admettent que le ralentissement de la respiration est la suite de la perturbation de l'activité cardiaque.

Nous ajouterons que, pour nous, la principale cause réside dans les troubles mêmes de la circulation capillaire du poumon, tout en tenant compte de l'affaiblissement de l'activité cardiaque qui concourt également à rendre la circulation du poumon difficile.

Les deux physiologistes allemands ont cherché à démontrer par une expérience que la dyspnée que l'on observait chez les animaux empoisonnés par le bromure était bien sous l'influence des troubles cardiaques et non pas ceux-ci sous l'influence de la dyspnée.

Cette expérience est curieuse; nous allons la reproduire presque complétement, car nous n'avons pas été à même de la répéter.

On ouvre la trachée d'un grand lapin albinos, et l'on introduit par la canule tant d'air que l'animal ne fait plus aucun mouvement respiratoire, et devient complétement apnéique (40 insufflations par minute, pouls régulier : 240 pulsations par minute).

4 heures 30 minutes. Injection dans la plèvre gauche de 1 gr. 25 centig. de bromure de potassium.

4 heures 31 minutes. Action cardiaque plus faible; pouls à 180.

4 heures 32 minutes. Pouls très-faible, de rares contractions; grande dyspnée, malgré que l'on introduise de l'air en excès par des insufflations plus fortes et plus rapides; les pupilles réagissent encore à la lumière.

4 heures 34 minutes. Forte dyspnée, pupilles très-larges, exophthalmie.

4 heures 37 minutes. Convulsions, mort. A l'ouverture du corps on trouve le cœur en diastole; ses cavités sont très-dilatées et

remplies de sang. Le cœur ne réagit plus, même aux plus forts courants électriques.

Les nerfs périphériques et les muscles réagissent bien sous l'influence de l'électricité.

Les mêmes résultats furent observés sur un lapin trachéotomisé, auquel on pratiqua la respiration artificielle; mais, chez cet animal, on avait ouvert le thorax et mis le cœur à nu avant l'empoisonnement.

Cette expérience démontre bien que la dyspnée est sous l'influence des troubles circulatoires des poumons; elle tendrait à démontrer en outre que la mort ne survient pas par le poumon chez les animaux à sang chaud qui succombent à une intoxication bromurée. Pour nous, bien au contraire, après une lecture attentive de cette expérience, nous restons persuadé que la respiration artificielle a été insuffisante ici pour entretenir l'acte de la respiration, et que l'hématose est restée aussi troublée que si cette respiration artificielle n'avait pas été pratiquée, par cela même que les obstacles qui s'opposaient à l'accomplissement de l'hématose, siégeaient à côté des vaisseaux sanguins du poumon, et par conséquent n'étaient pas levés par la respiration artificielle.

Les troubles de la circulation du poumon par suite de l'action directe du bromure sur les vaisseaux de cet organe, et par suite de l'affaiblissement du cœur, sont donc, suivant nous, la principale cause de la mort chez les animaux intoxiqués par le bromure. C'est surtout dans les poumons que les obstacles à la circulation capillaire sont funestes, aussi croyons-nous que, dans l'intoxication par le bromure, qui a précisément cette propriété de déterminer dans toute l'économie des obstacles à cette circulation, une très-fâcheuse influence doit être exercée sur le poumon. Aussi considérons-nous que la mort doit survenir dans l'empoisonnement par le bromure par asphyxie. C'est ce qui a eu lieu dans le cas de M. Hameau. MM. Martin-Damourette et Pelvet établissent que, chez les lapins et les oiseaux, malgré que les mouvements respiratoires persistent les derniers, la mort arrive par asphyxie mécanique, au moment de la suspension de ces mouvements.

Pour nous, nous croyons que l'asphyxie a une cause intime résidant dans le poumon même, que ce n'est pas l'arrêt des mouvements respiratoires qui la détermine, mais bien plutôt la diminution de la circulation pulmonaire elle-même.

Cette diminution, répétons-le, n'est que la conséquence de l'action vasculo-cardiaque du bromure : l'expérience que nous venons d'emprunter à MM. Eulenburg et Guttmann vient à l'appui de notre opinion, puisque, dans cette expérience, malgré que l'on ait suppléé à la nécessité des mouvements respiratoires par des insufflations telles que l'animal était apnéique, la mort n'en fut pas retardée et survint au milieu de convulsions.

Or, les convulsions que l'on observe parfois chez les animaux qui succombent par le bromure ne sont-elles pas le fait de l'altération du sang par suite des troubles de l'hématose.

MM. Eulenburg et Guttmann admettent eux-mêmes que les convulsions cloniques terminales, la dyspnée sont causées par l'appauvrissement du sang qui se charge d'acide carbonique par suite de son ralentissement.

4° *Action sur la température.*

C'est par un abaissement de la température que cette action se fait sentir. Chez l'homme, cet abaissement est peu sensible ; toutefois dans le cas d'empoisonnement par le bromure observé par M. Féréol, ce médecin a pu constater un refroidissement notable de la peau.

M. Pletzer a observé chez les épileptiques qu'il a traités par le bromure un abaissement de température de un à deux degrés. MM. Martin-Damourette et Pelvet ont vu, chez un lapin, après une injection de 1 gramme 35 de bromure sous la peau de la cuisse gauche, le thermomètre descendre dans l'aine gauche, du côté injecté, de 39°5 à 38°5, tandis que dans l'aine droite du côté non injecté, le thermomètre ne descendit que de 39°5 à 39°. Cette observation prouve que l'imbibition agit même chez les animaux à sang chaud, puisque les effets du médicament administré se font sentir aussi chez eux plus vivement du côté où a lieu l'injection que du côté opposé. Nos expériences vérifient ce fait. En voici quelques-unes qui montrent également que le bromure fait aussi baisser la température intérieure du corps.

Chez un lapin auquel nous faisons absorber par l'estomac une solution contenant 5 grammes de bromure, la température rectale marquait avant l'expérience 39°8.

Dans les dix premières minutes la température monta légèrement de 4/10, l'animal s'étant échappé de nos mains, s'était mis à courir rapidement ; il faut mettre cette légère augmentation de température sur le compte de cette fuite désordonnée, car nous n'avons rien constate de semblable dans les autres expériences, quand nous avons su maintenir l'animal au repos; puis la température rectale descendit après 15 minutes à 39°, 6/10; après 40 minutes, le thermomètre marquait 39° 2/10; après l'heure et demie le thermomètre ne marquait plus que 38° 8. Au même moment. la température des oreilles, qui au commencement de l'expérience était de 38°5, ne marquait plus alors à gauche que 36,5, à droite 36,2; 48 heures après, l'animal commençait à manger, à se rétablir, et la temperature était remontée à 39°, 2.

Voici d'ailleurs un tableau qui comprend les résultats obtenus dans cette expérience, et qui nous donne l'état de la temperature dans les diverses phases de l'expérience en rapport avec l'état de la circulation et de la respiration.

Expérience Ire. — Jeune lapin fauve.

Avant le bromure :

T. rectale............. 39°,8.
T. de l'oreille droite..... 38°,5.
T. de l'oreille gauche.... 38°,5.
P. 50 pulsations au 1/4 de minute.
R. 32 mouvements respirat. par 1/4 de minute.

On administre à l'animal 5 grammes de bromure par l'estomac; l'animal se sauve et court pendant quelque temps avant qu'on ne le rattrape.

Après 5 minutes :

T. rectale......... 40°,2.
P. .... 25 par 1/4 de minute.
R. .... 8 —

Après 10 minutes :

T. rectale......... 40°,0.
P. .... 23.
R. .... 8.

Après 15 minutes :

T. rectale......... 39°,6.
P. .... 26.
R. .... 8.

Après 40 minutes :

T. rectale .... 39°,2.
P. .... 29.
R. .... 9.

Après 1 heure 1/2 :

T. rectale .... 38°,8.
T. de l'oreille gauche. 36°,5.
T. de l'oreille droite. 36°,2.
P. .... 36.
R. .... 6.

Après 48 heures, l'animal mange.

T. rectale .... 39°,2 degrés.
P. .... 42.
R. .... 10.

Expérience II.

Un second lapin présentait, avant l'expérience, les symptômes suivants :

T. rectale .... 40°,8.
T. des oreilles....... 39°,6.
P. .. .. 36 par 1/4 de minute.
R. .... 16 —

On injecte dans le voisinage de l'oreille droite une solution contenant 2 grammes de bromure.

Après un quart d'heure, on constate :

T. rectale .. .... 40°,6.
P. 26
R. .... 9.
T. de l'oreille droite.. 39°,1.
T. de l'oreille gauche. 39°,2.

Après 30 minutes, l'oreille droite est pendante, immobile et roide au toucher; sa température est de 33 degrés.

Quant à établir quelle est la cause de cet abaissement de la température, n'est-il par rationnel d'admettre que cet abaissement de la température du corps se rattache à l'action vasculo-cardiaque de ce médicament ? En diminuant la fréquence des battements du cœur, en contracturant les petites artères, le bromure ne ralentit-il pas le cours du sang et ne diminue-t-il pas ainsi l'apport du sang aux organes ? et c'est ainsi que les échanges nutritifs sont diminués, et que la température du corps s'abaisse. Les troubles de la respiration doivent également entrer en ligne de compte parmi les causes de cet affaiblissement de la température.

5° *Action sur la nutrition.*

Deux faits concourent à démontrer que le bromure a une certaine action sur la nutrition, d'abord l'abaissement de la température que détermine le bromure, comme nous venons de le voir, puis la diminution de l'urée dans l'urine des individus qui se soumettent à un traitement bromuré. N'ayant pas fait de recherches personnelles sur cette question, nous nous contenterons de reproduire les résultats obtenus par M. Rabuteau.

	Urée éliminée.	Moyenne journalière.
	—	—
Pendant la semaine qui a précédé l'ingestion du bromure (du 10 au 17 décembre inclusivement)...........	gr. 148.76	gr. 21 25
Pendant les 10 jours suivants, sous l'influence du bromure....	143 08	19.98
Pendant la 1re semaine suivante.....	143 08	20.44
— la 2e — —	144 41	20.63
— la 3e — —	151.03	21 57
— la 4e — —	155.85	22.27

Ce tableau nous montre que le bromure a une action sur l'élimination de l'urée, mais aussi que cette action est très-légère; celle-ci est complétement sous la dépendance des troubles circulatoires que le bromure détermine, ce n'est qu'une conséquence forcée de ces obstacles que ce médicament crée à la circulation du sang dans la profondeur des organes.

M. Gubler avance à propos du bromure une opinion contraire : notre maître croit que le bromure a la propriété d'accélérer la dénutrition des tissus. Il se fonde sur ce que le bromure exerce souvent une heureuse influence sur la résorption de certains exsudats inflammatoires.

Ajoutons que M. Clouston, qui s'est occupé de peser tous ses malades, après avoir pris la précaution de les soumettre tous au même régime, a constaté « qu'en général le poids des épileptiques était plus grand à la fin des trente-huit semaines qu'au commencement du traitement. »

6° *Sécrétions.*

Lesauteurs ne sont pas d'accord à cet égard; les uns regardent les sécrétions comme accrues, les autres disent qu'elles sont diminuées. Cette divergence dans les opinions s'explique par le fait suivant qui est d'observation facile : c'est que, si l'on considère l'excrétion urinaire, on peut s'assurer que celle-ci est parfois accrue, tandis que, si l'on ne regarde que les sécrétions des autres glandes, on voit qu'au contraire celle-ci sont souvent diminuées.

Par suite de l'ischémie des muqueuses et de la peau,

on voit les enveloppes tégumentaires devenir pâles et sèches.

Pourtant, si l'on dépose dans la cavité buccale d'un animal, d'un lapin par exemple, une certaine quantité de solution concentrée de bromure de potassium, on voit lá salive s'écouler en abondance. Mais ce n'est là sans aucun doute qu'un acte réflexe dont l'intensité diminue à mesure que le poison pénètre dans l'économie, aussi ne tarde-t-on pas à remarquer, quand les symptômes physiologiques du bromure commencent à se montrer, que la sécrétion anormale se tarit. Quant à l'observation qui a été faite de la tendance à la diarrhée que l'administration du bromure occasionne parfois, on peut y voir une excitation anormale de la muqueuse intestinale que détermine la présence dans l'intestin d'une trop grande quantité de médicament qui y est transportée soit directement, soit indirectement par l'élimination.

Dans la majorité des cas, toutes les sécrétions, autres que la sécrétion urinaire, sont diminuées par le bromure. Aussi administre-t-on le bromure avec succès pour diminuer les sueurs, les sécrétions anormales des muqueuses, etc. Toutefois, il faut ici tenir compte de l'opinion de certains auteurs qui admettent avec MM. Voisin, Martin-Damourette, Pelvet et Vernois, que sous l'influence de très-fortes doses de bromure, parfois on observe de la rougeur et des sécrétions augmentées sur certaines muqueuses.

Ainsi, M. Gubler a dit à la Société de thérapeutique que, lorsqu'il y avait du coryza et du larmoiement, c'étaient de simples effets de l'élimination du bromure par les muqueuses oculaires et nasales. Nous croyons le fait possible, mais il est rare. Dans son livre des Commentaires du Codex, M. le professeur Gubler, au sujet des sécrétions, dit en propres termes :

« Souvent la sécrétion rénale est accrue d'emblée, et l'activité se maintient tant que dure l'administration du médicament.

« Quelquefois la diurèse est d'abord peu augmentée, puis il survient tout à coup un flux d'urine et même de l'incontinence nocturne. La salive est ordinairement plus abondante.

« Il n'y a pas d'accroissement notable des autres sécrétions. »

Généralement le bromure, s'il est diurétique comme le pensent MM. Gubler et Moutard-Martin, ne l'est que dans certaines circonstances encore indéterminées.

Aussi plusieurs auteurs ne lui attribuent aucune action diurétique.

Ainsi, M. Rabuteau, dit qu'il n'est pas diurétique à la dose de 2 grammes.

M. Pletzer ne lui reconnaît aucune action sur la quantité de l'urine ; pourtant il ajoute que souvent celle-ci contient de l'albumine.

En l'absence des expériences qui seraient si nécessaires sur l'état de la pression dans l'intoxication bromurée, il est impossible de dire si les variations de celle-ci sont pour quelque chose dans les troubles de la sécrétion urinaire que détermine le bromure, ou si ces troubles doivent être rattachés à une excitation causée par la présence du sel médicamenteux dans l'urine qui lui sert de voie d'élimination.

Il n'y a aujourd'hui qu'un seul fait bien acquis au sujet de l'action du bromure sur les sécrétions, c'est que ce sel peut, dans certaines circonstances, amener une diminution dans quelques sécrétions. Aussi ce fait, comme nous le verrons, a déjà été utilisé en thérapeutique; quant à l'action diurétique de ce sel, elle est encore trop douteuse pour que le bromure soit préconisé dans ce but.

7° *Elimination.*

Dans ce chapitre, nous nous proposons d'étudier les voies d'élimination du bromure de potassium. Déjà quelques recherches ont été tentées de ce côté, notamment par MM. de Graefe, Gubler, Voisin, Eulenburg, Guttmann et Rabuteau.

Nous allons exposer brièvement les procédés employés par ces auteurs, ainsi que les résultats auxquels ils sont arrivés.

M. Gubler passe rapidement sur les voies d'élimination du bromure; il n'indique pas les procédés auxquels il a eu recours pour montrer la présence de ce sel dans les urines; mais, d'après ce qu'il a dit, il est permis de conclure qu'il y a retrouvé du brome.

Toutefois, le résultat le plus important, signalé par cet excellent observateur, c'est l'impossibilité où l'on se trouve de reconnaître l'iode dans les urines en présence du brome; ainsi, quand on a administré du bromure ioduré, le papier amidonné plongé dans les urines traitées par l'acide nitrique-nitreux ne devient pas bleu, mais seulement se colore légèrement en rouge.

M. A. Voisin pense que le bromure de potassium s'élimine par les reins, les glandes salivaires, les muqueuses et la peau. Il semble avoir démontré le fait pour les urines et la salive.

Ainsi, il traite les urines après les avoir dégagées de leurs sels, par le nitrate d'argent, et il obtient un précipité blanc crémeux de bromure d'argent, qui se coagule à la chaleur, et que l'on peut dissoudre dans l'hyposulfite de soude.

Ces urines bromurées, agitées dans un tube, d'après le même observateur, coloreraient le doigt de l'expérimentateur en jaune.

Pour la salive, le procédé a été différent que pour l'examen des urines; M. Voisin a traité la salive par le deuto-nitrate de mercure, et il a ainsi obtenu un précipité floconneux blanc de bromure de mercure; et à la partie supérieure du mélange, il a noté une zone jaunâtre caractéristique.

Pour l'élimination par les urines, M. Voisin a été plus loin, et il avance qu'il a pu extraire :

0.13	c. de brom.	de 325	gr. d'urine d'un malade qui prenait	9	gr. de bromure.
0.095	—	de 1.000	—	3	—
0.40	—	de 400	—	10	—
3.95	—	de 850	—	12	—

Le procédé dont se sont servis MM. Eulenburg et Guttmann consiste à employer l'eau chlorurée et le sulfure de carbone; dans quelques cas, ils traitent seulement les urines par l'acide azotique et le chloroforme.

M. Rabuteau tout récemment vient de reprendre cette question de l'élimination du bromure, il évapore les urines à siccité, en ayant soin d'y ajouter un morceau de soude pure ; il incinère dans une capsule en porcelaine et il traite les cendres par l'eau distillée; après filtration. il traite la liqueur obtenue qui est claire comme de l'eau de roche, par de l'eau de chlore ou de l'acide azotique, et il agite le mélange avec du sulfure de carbone ; il obtient ainsi la réduction du bromure ; le brome est mis en liberté par le chlore ou l'acide azotique, il se dissout dans le sulfure de carbone et lui communique une belle coloration rouge ou jaune orangé suivant la quantité.

Cet expérimentateur est aussi arrivé à constater que les bromures apparaissent pendant plus d'un mois dans l'urine et dans la salive, même lorsque la dose du sel absorbé n'avait été qu'un gramme.

Mais M. Rabuteau n'a pas été sans vouloir faire une contre-expérience, et avec son procédé il a été tout étonné de retrouver dans les urines d'individus qui ne faisaient nullement usage de bromures ou de bromates, les mêmes réactions caractéristiques décelant la présence du bromure. Après maintes expériences, il est arrivé à conclure que le brome existe normalement dans l'organisme.

C'était d'ailleurs un fait qui avait déjà été annoncé par Grange, et il est regrettable que M. Rabuteau ait omis de signaler l'opinion de ce médecin.

Enfin, M. Rabuteau conclut dans son travail qu'il ne faut évaporer que 100 à 150 grammes d'urine afin de démontrer l'élimination des bromures, car si l'on se place dans ces conditions on ne peut retrouver de brome chez les individus qui n'ont jamais pris de bromure ; tandis qu'au contraire on retrouve toujours ce métalloïde lorsqu'on évapore de 300 à 400 grammes d'urine.

En résumé, suivant M. Rabuteau, le bromure de potassium apparaît dans l'urine et la salive pendant vingt jours au moins, lors même que le sel n'a été pris qu'à la dose de 1 gramme.

Déjà antérieurement à M. Rabuteau, Namias (de Venise) avait retrouvé le bromure dans les urines d'un épileptique quatorze jours après cessation de tout traitement.

Il ressort de toutes ces expériences que le bromure de potassium est en grande partie éliminé par les urines et par la salive, et que cette élimination se fait généralement assez lentement dans l'espace de deux, trois et même quatre semaines.

Cette lenteur de l'élimination explique pourquoi, après l'administration prolongée de doses élevées de bromure, lorsqu'on a déterminé des accidents toxiques, si l'on vient à cesser brusquement l'usage du médicament, on n'en voit pas moins persister encore pendant quelque temps des effets physiologiques et toxiques du bromure.

Nous avons également refait nous-même la plupart des expériences que nous venons de rappeler et nous nous sommes assuré de l'élimination du bromure par les urines; mais nous eussions voulu découvrir un procédé plus pratique que ceux qui sont connus jusqu'à ce jour et à la portée de tous; nous avons fait plusieurs tentatives avec M. le Dr Meuriot, dans ce but, mais nous ne sommes pas encore arrivés à un résultat définif. Le temps nous pressant, nous sommes obligé de passer outre; toutefois nous nous réservons de continuer nos recherches, soutenu que nous sommes par quelques résultats partiels que nous avons obtenus au moyen d'un procédé, où figure comme principal réactif le chlorure d'or.

Quoiqu'il en soit, il est possible aujourd'hui de démontrer par la chimie la présence du bromure dans les urines et dans la salive, après l'administration du bromure de potassium ; ce fait suffit pour affirmer l'élimination du bromure de potassium par les reins et par les glandes salivaires et pour avancer que cette élimination du sel se fait en nature, c'est-à-dire à l'état de bromure; c'est ce que démontrent les réactions chimiques.

Quant à l'élimination du bromure par les muqueuses, par la peau, par les larmes, par les matières fécales, il serait nécessaire, pour l'établir d'une manière certaine, d'instituer des expériences directes; le temps nous a manqué; et nous nous bornerons à dire que, pour ce qui est de l'élimination par ces diverses voies, qu'il semble très-rationnel de l'admettre a priori.

Pour la peau, on pourrait ajouter en outre que l'observation qui a été faite par plusieurs observateurs de l'apparition d'éruptions de diverse nature, plaide en faveur de cette élimination.

M. Gubler admet également la possibilité de l'élimination du bromure par les muqueuses oculaire, pharyngienne et nasale.

M. Rabuteau a, de son côté, fait quelques expériences sur l'élimination du bromure par ces différentes voies, et voici comment il les résume, en donnant les résultats qu'il a obtenus.

« Les bromures ne s'éliminent pas seulement par les reins et les glandes salivaires. En effet, je les ai retrouvés dans le mucus bronchique. On peut admettre qu'ils s'éliminent également en petite quantité par la sueur.

« Je me suis assuré qu'on en retrouve habituellement des traces dans les fèces, lorsqu'on a absorbé même une faible quantité; mais, s'il survient de la diarrhée, on en retrouve alors des quantités notables.

8° *Du mode d'action intime du bromure de potassium.*

Conduits par les connaissances chimiques, les médecins rangèrent pendant longtemps le brome à côté de l'iode, et les bromures à côté des iodures. Aujourd'hui l'on commence non-seulement à séparer ces derniers sels des premiers, mais encore on cesse de rapprocher le brome de l'iode.

On sait que Rilliet a même considéré le bromure comme un correctif, un antidote de l'iode, et que ce médecin s'est servi du brome pour faire tolérer l'iode et éviter l'iodisme, malgré qu'il administrât des doses très-élevées de ce dernier médicament. Grassi, d'après un fait cité à la Société thérapeutique, semblerait porté à admettre le même antagonisme entre l'iodure et le bromure de potassium.

M. le professeur Gubler est également partisan de cette opinion, non pas qu'il croie qu'il existe un antagonisme absolu entre ces deux substances; mais celui-ci, serait d'après l'éminent thérapeutiste, seulement relatif et très-réel, si l'on envisage l'action sur le système nerveux; mais si l'on considère leur action résolutive, l'antagonisme n'existe plus, et ces deux médicaments, d'après cet auteur, concourent à cette même action. D'après un médecin anglais, M. Belgrave, il y aurait également antagonisme entre le bromure de potassium et les opiacés. L'action du bromure serait neutralisée par celle de l'opium. Nous avons cru devoir citer cette opinion pour sa curiosité, bien que nous n'ayons aucune observation qui vienne soit la contredire, soit la confirmer.

Quoi qu'il en soit, aujourd'hui on peut fixer d'une manière à peu près certaine le mode d'action intime du bromure et le classer parmi les médicaments dont on connaît presque toutes les propriétés physiologiques et thérapeutiques. Il y a eu cependant beaucoup de tâtonnements parmi les auteurs qui se sont occupés de cette question. Ainsi nous voyons les premiers médecins qui ont employé le bromure, le considérer comme diminuant les douleurs et amenant la résolution des arthrites chroniques et la guérison des scrofules (Andral, Fournet et Puche).

Vanter le bromure comme un résolutif, un calmant, un antiscrofuleux, voilà le premier résultat acquis. Puis on rangea ce médicament parmi les stupéfiants, les contro-stimulants (Puche), les anesthésiques (Riemslagh, Rames), les sédatifs des organes génitaux (Huette, Thielmann), les hypnotiques (Debout). Les expériences physiologiques sur les animaux ne tardèrent pas à apporter des matériaux pour résoudre plus complétement la question. Cependant, dans les premiers essais des physiologistes on rencontre les mêmes hésitations, et nous avons déjà vu que de Graefe rapprochait sur certains points l'action du bromure de celle de l'iodure. Brown-Séquard, le premier, porta la question sur un terrain vraiment scientifique et étudiant l'action du bromure, conclut à une action de ce sel sur la moelle dont il diminue, suivant lui, la vascularité. Puis, Bartholoy admit qu'il produit, en outre de ses effets sur l'axe, une sédation locale et une sédation du cœur. Pour le Dr Fallani, le bromure : 1° topiquement est un caustique;

2° il n'est ni spécifique, ni altérant; 3° c'est un sédatif salin qui mérite d'être rangé à côté du nitrate de potasse; c'est un sédatif de la sensibilité, de l'irritabilité des muscles de la vie animale et de la vie végétative; 4° c'est un calmant préférable à l'opium.

M. Belgrave conclut que le bromure de potassium exerce sur l'axe cérébro-spinal une action antiphilogistique et sédative, modère l'irritation nerveuse et mentale : pour cet auteur, c'est un antispasmodique.

M. Voisin lui attribue l'action de diminuer la force excito-motrice de la moelle; les phénomènes réflexes, suivant lui, sont seuls abolis, tandis que la sensibilité est à peu près entière. Le bromure est un hyposthénisant, un calmant, un hypnotique, et il est un peu altérant.

M. Pletzer croit qu'il agit par l'intermédiaire d'une action paralysante sur les nerfs et la moelle.

Enfin, d'autres médecins le considèrent comme dyscrasique. Aussi les uns l'ont proposé contre la syphilis (de Graefe, Wernech), la scrofule (de Graefe, Pourché), la diphthérite (Ozanam), etc.

Aujourd'hui, d'après les connaissances physiologiques acquises et d'après même les données de la clinique, les études de cette question du mode d'action intime du bromure de potassium sont plus avancées. Quoi qu'il en soit, l'accord n'est pas encore parfait; aussi voyons-nous MM. Eulenburg et Guttmann considérer le bromure comme un poison spécial de la moelle et du cœur; MM. Martin-Damourette et Pelvet le regarder comme un poison nervo-musculaire général, et M. Laborde, comme un poison dont l'action élective se porte exclusivement sur la moelle. M. le professeur Gubler, dans son article sur la puissance sédative du bromure de potassium, paru dans le *Bulletin de thérapeutique* en 1864, conclut que le bromure est un sédatif puissant dont l'action directe ou détournée se fait sentir sur l'économie entière; que c'est un contro-stimulant. Dans son livre, remarquable à plus d'un titre sur les commentaires du Codex, voici en quels termes il reproduit cette opinion :

« En définitive, le bromure de potassium exerce une action sédative et hyposthénisante sur tout le système par l'intermédiaire probablement des nerfs vaso-moteurs, dont il augmente l'action. » (page 524).

M. le professeur Sée range également le bromure parmi les médicaments vasculaires, considérant que ce médicament agit d'une manière élective et spéciale sur les petites artères des tissus et que tous les phénomènes physiologiques du bromure ne sont que la conséquence de cette action.

Pour M. le professeur Sée, l'action du bromure de potassium, sous sa diversité apparente, est une pour l'action sur les centres nerveux et la périphérie sensitive; l'unité est évidente : dans les deux cas, action sur la cellule nerveuse et par défaut de sang. Pour l'action sur l'irritabilité musculaire, l'unité est aussi réelle. Toujours l'action est une, rétrécissement des vaisseaux, et comme conséquence, perte des propriétés des éléments, cellule nerveuse ou fibre musculaire.

Pour nous, d'après nos expériences et après l'étude des travaux antérieurs aux nôtres, nous considérons ce médicament comme un poison vasculo-cardiaque, et nous croyons que ses effets sur le système nerveux ne sont, comme nous avons déjà cherché à le démontrer plus haut, que des conséquences du bromure sur la circulation.

Enfin, nous nous rapprochons de l'opinion de MM. Eulenburg et Guttmann, qui prétendent que ce n'est pas le brome qui agit dans le bromure, mais bien plutôt le potassium, et nous croyons, comme a déjà cherché à le démontrer Guttmann, en 1865, que le bromure de potassium agit comme tous les sels de potasse. Cette opinion avait déjà été admise par Belgrave et paraît partagée par M. Laborde.

MM. Eulenburg et Guttmann ont expérimenté le brome pur, le bromure de sodium et celui d'ammonium. Ils ont ainsi observé que le brome ne produit pas les mêmes effets que le bromure de potassium, et que les bromures de sodium et d'ammonium se conduisent comme tous les autres sels de sodium et d'ammonium.

Pourtant M. Rabuteau paraît considérer le bromure de sodium comme un succédané utile du bromure de potassium. L'étude comparative des différents bromures que semble avoir entreprise M. Laborde décidera cette question. Malgré tout, nous croyons qu'il suffit aujourd'hui de constater qu'en rapprochant les effets physiologiques du bromure de potassium de ceux du brome pur, et des autres sels de potassium, le brome et le bromure de potassium ont une action bien différente, et qu'il existe entre les divers sels de potassium une grande similitude d'action, pour être en droit de conclure qu'il ne faut pas confondre le brome et les bromures, et qu'il vaut mieux ranger le bromure de potassium à côté de tous les autres sels de potassium, particulièrement du nitrate de potasse.

CHAPITRE III.

ACTION THÉRAPEUTIQUE DU BROMURE DE POTASSIUM.

De l'étude que nous venons de faire découle la connaissance des indications thérapeutiques du bromure de potassium. La puissance sédative que possède cet agent médicamenteux étant considérable, on a pu faire un grand nombre d'applications de ce médicament en thérapeutique. Aussi, c'est surtout comme anesthésique, comme calmant qu'il a été employé. On a également utilisé son action sédative sur le cœur; ses effets sur les sécrétions des muqueuses, sur les sueurs..., etc. En présence des travaux nombreux qui ont été faits jusqu'à ce jour par les thérapeutistes sur cette question, on peut dire que dans toutes les maladies où il y a spasme, convulsion, hyperesthésie ou insomnie, le bromure de potassium a été administré. « Ses propriétés sédatives, dit M. Gubler, conviennent, abstraction faite de tout nosologisme, toutes les fois qu'il existe un phénomène d'irritation contre lequel il peut lutter avantageusement. C'est par la même raison que l'opium était employé dès la plus haute antiquité dans les maladies les plus diverses, indépendamment de toute considération étiologique ou toxonomique. »

Nous commencerons cette étude thérapeutique par celle du traitement des névroses par le bromure de potassium. C'est à Charles Locock que revient l'honneur d'avoir institué le premier le traitement bromuré dans l'épilepsie, cette horrible maladie qui, jusqu'alors, n'avait été que très-exceptionnellement attaquée avec succès. Sur 15 malades qu'il traita en 1851, un seul, au dire de ce médecin, résista au traitement. Son exemple fut bientôt suivi par Brown-Séquard, R. Bland Radcliffe, Williams, Sieveking, Robert Macdonnel.

Brown-Séquard résume les résultats qu'il a obtenus dans son immense pratique, en disant que « beaucoup de malades furent soulagés et que peu furent ou semblèrent guéris. » M. Williams, sur 37 épileptiques, en améliora 30, qui virent leurs attaques diminuer de fréquence.

Robert Macdonnel obtint des succès incontestables, et fit remarquer très-justement que c'était à hautes doses qu'il fallait administrer le bromure contre l'épilepsie.

En France, les premières observations publiées sur ce point datent de 1864. On les doit à MM. Blache et Bazin. M. Moreau (de Tours), chargé d'un service d'épileptiques à la Salpêtrière, expérimenta à son tour la médication bromurée et soumit à cette médication 15 épileptiques. Mais cet observateur n'obtint aucun résultat satisfaisant. Parmi ces malades, 6 n'ont ressenti aucun effet; 8 eurent un plus grand nombre d'accès; enfin 1 eut moins d'accès, mais plus de vertiges. Ces insuccès ne doivent être rapportés qu'à l'insuffisance des doses que ce médecin administrait; celles-ci variaient de 50 centigrammes à 3 grammes.

M. Voisin, à Bicêtre, obtint de bien meilleurs résultats; mais aussi ce médecin prescrivait de 4 à 12 gr. à ses malades comme dose journalière. « Sur 24 malades, dit-il, qui ont été traités par le bromure de potassium, 4 ont cessé d'avoir des accès; 6 ont été très-améliorés; 10 ont été un peu améliorés; 4 n'ont ressenti aucun bon effet. »

M. Falret, succédant à M. Voisin dans le même service hospitalier, continua l'observation de ces malades, et trouva, lorsqu'il prit ce service, une vingtaine de malades au moins en traitement par le bromure; sur 15 épileptiques déjà traités avec succès par M. Voisin, chez lesquels il continua l'usage du bromure, 10 éprouvèrent une amélioration tellement notable qu'il put considérer plusieurs d'entre eux comme guéris. Ce médecin constata, en outre, chez quelques-uns, un véritable insuccès.

En 1867, M. Thomas (de Sédan) traita 24 épileptiques par le bromure de potassium et il obtint : succès, 8; amélioration, 8, insuccès 8.

M. Clouston, médecin de l'asile de Cumberland et de Wesmoreland, soumit au même traitement 29 épileptiques; il remarqua que le nombre des attaques tombait sous l'influence du médicament au $\frac{1}{6}$; celui des attaques du jour était réduit à $\frac{1}{12}$; pour celles de nuit à $\frac{1}{3}$; dans 5 cas il n'y eut pas de diminution.

M. Legrand du Saulle, médecin de Bicêtre, vient enfin cette année de publier les résultats heureux qu'il a obtenus dans le traitement de l'épilepsie par le bromure de potassium; sur 21 cas, il a obtenu une guérison (pas d'accès depuis onze mois); 5 suspensions très-prolongées de tout accident épileptique (de trois à sept mois), 6 cas d'amélioration sérieuse (rémission de vingt-sept à soixante-douze jours; 9 insuccès.

D'autres observations ont encore été publiées par MM. Tessier (de Lyon), Demeurat, Wilks, Namias (de Venise), Martin-Damourette, Pelvet, Max Vernois, Bernutz, Belgrave, etc.; enfin M. Pletzer, dans ces derniers temps, a publié ses recherches entreprises sur 25 malades atteints de convulsions épileptiques ou d'accidents épileptiformes.

De tous ces travaux, il résulte que le bromure de potassium a une véritable action curative dans l'épilepsie et que ce serait se fermer les yeux à l'évidence que de nier ce fait en présence des résultats que nous venons de faire connaître; il résulte aussi de ces recherches qu'il faut administrer le bromure à hautes doses. M. Macdonnel, le premier, a insisté sur ce fait, et nous nous avons vu, chemin faisant, qu'il fallait imputer les insuccès à M. Moreau (de Tours) à l'insuffisance des doses que ce médecin administrait. Tous les auteurs sont maintenant d'accord sur ce point. M. Falret dit, qu'il faut donner au moins 9 grammes; M. Thomas (de Sédan) qu'il faut que la dose soit élevée au minimum de 6 grammes; enfin M. Legrand (du Saulle), qui s'est surtout appesanti sur le mode d'administration du bromure de potassium dans le traitement de l'épilepsie, se résume en disant que « le bromure de potassium ne commence à produire des effets appréciables chez l'adulte qu'à partir de 4, 5 et 6 grammes; qu'il peut être élevé progressivement selon les indications jusqu'à 9 ou 10 grammes par jour. »

Il importe, toutefois, de signaler que certains auteurs pensent que le bromure agit plutôt contre les attaques que contre les vertiges, ayant remarqué que ces derniers accidents loin de diminuer sous l'influence du traitement bromuré augmentent souvent de nombre. (Brown-Séquardet Sée.)

Deux opinions sont en présence pour expliquer le mode d'action curative du bromure de potassium dans l'épilepsie. Les médecins anglais avec Mac-Donnel pensent que le bromure de potassium agit ici par son action sédative sur les organes génitaux; aussi circonscrivent-ils l'emploi du bromure à une seule forme de l'épilepsie, et admettent-ils que son succès dépend alors de la séaation génésique. Les médecins français considérant avec M. Brown-Séquard que l'épilepsie est une névrose à processus congestif, attribuent les bons effets du bromure de potassium à son action hyposthénisante générale sur le système nerveux et les muscles.

Le bromure de potassium qui possède, comme nous l'avons vu, une action sédative remarquable sur le système nerveux, a été également employé dans un grand nombre de maladies convulsives ou spasmodiques; et de bons résultats ont été obtenus dans le traitement, par ce médicament, de plusieurs maladies caractérisées soit par des convulsions soit par des spasmes et de l'agitation tonique, et cela particulièrement par M. le Dr Fallani qui a beaucoup employé le bromure.

M. le professeur Gubler a vu le bromure agir très-heureusement dans la chorée; il en est de même de M. Dumont.

M. Gubler a en outre guéri un cas d'éclampsie saturnine, et nous sommes heureux de pouvoir en donner ici l'observation que nous devons à l'obligeance de M. Landrieux, interne du service :

OBSERVATION.

(Hôpital Beaujon, service de M. le professeur Gubler.)

Le 27 février 1869, entrait à l'hôpital Beaujon, dans le service de M Gubler, professeur, le nommé L .., âgé de 30 ans, exerçant la profession d'étameur.

Cet homme, d'une constitution moyenne, entre à l'hôpital pour une variété de tremblement dont il est atteint depuis quatre jours seulement. Sa face est d'une pâleur modérée, les sclérotiques ont une coloration subictérique assez prononcée; le liséré de Burton se constate d'une façon manifeste.

Il se sert constamment dans ses travaux d'un alliage dont la composition a varié plusieurs fois. A certains moments, cet alliage contenait jusqu'à 40 et même 50 p. 100 de plomb.

Il y a deux ans, il eut une première atteinte de coliques saturnines; pour la seconde fois, il eut ces mêmes coliques durant huit jours, au mois de décembre 1868.

Il exerce la profession d'étameur depuis quinze ans; sa nourriture est ordinaire; il fait rarement des excès alcooliques. Aucun antécédent héréditaire : habituellement il n'a aucun mouvement ressemblant au tremblement dans les membres supérieurs; depuis quatre jours, c'est-à-dire depuis le moment où sont apparus ces mouvements anormaux, le malade se plaint de douleurs myosalgiques dans les membres supérieurs. Ce n'est pas un tremblement à proprement parler, ce sont des mouvements choréiformes consistant en une série indéfinie et irrégulière de contractions siégeant alternativement dans les muscles extenseurs et dans les muscles fléchisseurs des membres supérieurs.

L'influence de la volonté est nulle pour la cessation de ces mouvements. Lorsque le malade porte même son attention sur l'un ou l'autre de ses avant bras, il semble que le champ des oscillations est même plus considérable. Au contraire, le passage d'un courant continu d'une intensité modérée (les rhéophores étant appliqués non loin du point de sortie du nerf radial de la gouttière humorale) semble atténuer beaucoup ces désordres musculaires.

La force musculaire est cependant conservée presque intacte, surtout dans les muscles biceps, tandis que les muscles extenseurs du bras sur le tronc sont dans un état de faiblesse très-marqué.

Les mouvements choréiformes sont sensiblement aussi prononcés d'un côté que de l'autre. Au moyen de certains artifices, par exemple, l'avant-bras prenant un point d'appui solide sur le bord d'une table, le malade parvient également à maîtriser, pour ainsi dire, ses mouvements musculaires désordonnés et à rendre la préhension des aliments plus facile, principalement celle des substances liquides. — Pas traces de paralysie des extenseurs des doigts.

Il y a un certain degré d'analgésie des membres supérieurs, plus marquée du côté droit.

Pas de céphalalgie, rien d'anormal du côté des organes des sens.

L'appétit est conservé, la langue est bonne, pas de vomissements, les selles sont quotidiennes. — Le foie dépasse d'un travers de doigt les rebords des fausses côtes.

Rien du côté du thorax; au cœur, bruit de souffle assez rude à la base et au premier temps – 60 pulsations; le pouls a une tension assez forte.

Les urines ne contiennent pas trace d'albumine.

Le 29 janvier. Le malade se plaint de coliques assez violentes. — 20 grammes d'huile de ricin avec 2 gouttes d'huile de croton.

Le 30 janvier. Les coliques persistent toujours et ont complétement empêché le sommeil. — Pas de selles; au moment de la visite, ce matin, on est frappé de sa physionomie un peu effarée; il se plaint d'une gêne notable de la vision, dit qu'il ne se sent pas dans un état ordinaire; puis tout d'un coup la face prend une teinte d'une pâleur excessive, et sans cri aucun nous voyons se dérouler sous nos yeux les phases successives d'une attaque ordinaire d'épilepsie d'une intensité extrême qui persista, montre en main, quatre minutes.

Les convulsions cloniques furent très violentes, elles existaient également dans le diaphragme et dans les muscles du larynx; ce qui, un instant, nous fit craindre que le malade ne pérît rapidement par asphyxie.

Pendant l'attaque, le malade se mordit la langue légèrement; de l'écume sanguinolente s'écoulait et recouvrait la lèvre inférieure. — Julep gommeux additionné de 6 grammes de bromure de potassium.

Durant un quart d'heure après la cessation des convulsions cloniques, le malade fut dans une grande prostration qui peu à peu se dissipa.

Vers les quatre heures du soir, le malade eut un simple vertige qui disparut rapidement.

Le soir, le malade accuse de la céphalalgie modérée, une courbature générale.

100 pulsations; le tracé sphygmographique montre des intermittences rares, il est vrai, il indique un pouls à forte tension.

Le 31 janvier. — Le malade a peu dormi; il se plaint encore de coliques, malgré deux évacuations alvines dans la soirée. — Il y a toujours de la myosalgie dans les membres supérieurs.

On continue l'usage du bromure.

1er février. Plus de céphalalgie; le facies a repris son aspect normal. Persistance de coliques très-vives, 90 puls.; peu d'intermittences; le pouls a une tension moyenne. — T. axil. 37°,3; T. rect. 38°,3. Tartre stibié 0,10 cent. dans un pot de limonade tartrique.

On continue le bromure.

Le 2. Les coliques sont toujours très-violentes; pas de selles. — 70 puls. — Médecine noire du Codex; sp. bromure *ut supra.*

Le 3 février. La nuit, à la suite d'évacuations abondantes qui eurent lieu hier soir, a été tranquille. Pas de céphalalgie Le malade se plaint toujours de ressentir des douleurs aiguës dans la continuité des membres. — Sp. bromure *ut supra.*

Le 4. Le maximum des douleurs dans les membres supérieurs a lieu au point où le nerf radial sort de la coulisse humorale.

En outre, on note ce matin une parésie qui est survenue subitement dans les muscles extenseurs des membres supérieurs. — Sp. gommeuse avec 3 gr. bromure potassium; électrisation.

Le 6, Les forces reviennent; le malade a de l'appétit; la physionomie est très-bonne.

Le 7. Les mouvements choréiformes persistent : le malade a toujours peu de forces dans les membres supérieurs; les fléchisseurs sont eux-mêmes très-impotents. — Pas de céphalalgie. — Bains sulfureux tous les deux jours.

Le 10. Sp. gommeux avec 2 gr. bromure potassium.

Le 18. Les mouvements choréiformes sont bien moins marqués, lorsque le malade exécute des mouvements qui exigent beaucoup plus de force que quand il s'agit de soulever un petit fardeau.

Le 23. — Les mouvements décrits plus haut sont bien moins marqués. Il n'y a plus de paralysie aux muscles extenseurs.

4 mars. On cesse l'usage du bromure de potassium.

Contre les désordres musculaires et en même temps l'espèce de parésie dont sont affectés aussi bien les muscles extenteurs de l'avant-bras et du bras que ceux du tronc, M. Gubler ordonne le sirop de strychnine dont l'usage continué à doses proprement croissantes jusqu'au 12 mars produit une amélioration marquée, surtout par une diminution notable des mouvements choréiformes et une précision assez grande dans les mouvements.

Le 22. Le malade quitte l'hôpital dans un état très satisfaisant. Il y a seulement encore un peu de désordre musculaire dans les membres supérieurs. Les fonctions digestives sont dans un état parfait.

Cette observation nous semble extrêmement concluante en faveur de l'intervention therapeutique du bromure de potassium dans l'épilepsie saturnine, car l'intensité excessive de l'attaque permettait de porter un pronostic des plus défavorables, et si l'on joint à cela l'intoxication profonde et persistante que présentait ce malade.

Le bromure de potassium nous a paru, dans ce cas, agir (et dans ce moment nous ne faisons qu'exprimer ici la pensée si judicieuse de M. le professeur Gubler) comme sédatif de la circulation et comme accélérant la dénutrition des tissus.

Non-seulement le bromure de potassium agit contre les phénomènes convulsifs dans les intoxications, mais, d'après MM. Rabuteau, Bucquoy, Bricheteau, il agirait également contre le tremblement mercuriel et diverses manifestations de l'intoxication saturnine, telles que l'encéphalopathie, l'amaurose, etc. Dans ce cas, il agirait comme calmant et comme éliminateur du poison; mais ce n'est pas seulement dans les névroses pures que le bromure de potassium a été employé, on l'a administré avec succès dans les maladies mentales, dans les hyperémies en général, dans toutes les affections du système nerveux central à forme congestive, avec excès de stimulus et des symptômes d'excitation. M. Belgrave l'a donné avec succès dans certains cas de folie, de paralysie générale, de manie et de démence. M. Bazin paraît en avoir retiré quelques avantages dans la méningite tuberculeuse. Il en est de même de M. Gubler, qui fait usage du bromure de potassium dans la première période des lésions inflammatoires des centres nerveux.

M. Gubler s'est aussi servi avec succès de ce médicament pour combattre des phénomènes tétaniques chez des malades atteints de paralysie générale, des contractions dans des cas d'hémiplégie de cause cérébrale et pour rétablir des malades affaiblis par des fatigues intellectuelles.

M. Brown-Séquard recommande le bromure de potassium dans les cas de mouvements convulsifs causés par la myélite, la méningite ou la congestion du système cérébro-spinal.

L'action hypnotique du bromure de potassium a été utilisée par MM. Behrend, Debout, Brown-Séquard, Fallani, Gubler, pour combattre l'insomnie dans diverses maladies.

Par son action antispasmodique, le bromure de potassium a pu être employé dans presque toutes les maladies où domine le spasme; on l'a donné dans l'asthme (Grassi), dans la coqueluche (Gubler et de Beaufort), dans l'alcoolisme (*delirium tremens*), dans le tétanos, dans le nervosisme (Vigouroux), dans l'hystéricisme, contre la toux hystérique, dans l'œsophagisme (Gubler), contre les accidents nerveux de la grossesse (Simpson), dans les vomissements nerveux de la grossesse (Cordes), contre les vomissements des phthisiques.

Dans la phthisie pulmonaire, non-seulement le bromure peut être administré pour combattre les vomissements du début, l'insomnie si fréquente qui tourmente les malades, mais aussi la toux quinteuse, la dysphagie, et pour combattre l'inanition secondaire à la pharyngite granulo-ulcéreuse des tuberculeux.

M. Gubler a observé qu'en outre de l'action salutaire que le bromure de potassium semble avoir sur l'affection irritative du pharynx et du gosier, ce médicament paraît aussi influencer la marche de la phthisie. Déjà, depuis plusieurs années, en Amérique, David Alter recommande le bromure dans la phthisie pulmonaire et paraît en avoir retiré de très-bons effets.

Pour M. Gubler, le bromure de potassium a la propriété de combattre parfois la fièvre bectique et de diminuer les sueurs chez les phthisiques.

Pour ce qui est des sueurs, nous avons vu que physiologiquement le bromure de potassium avait la puissance de diminuer souvent les sécrétions.

Cette action sur les sécrétions est l'indication de l'emploi du bromure de potassium dans la bronchorrhée et les bronchites. Aussi le bromure de potassium est toujours un bon médicament à employer contre les quintes de toux (bronchites, coqueluche, phthisie pulmonaire, asthme et emphysème).

L'action anesthésique du bromure de potassium a été vantée par Fallani dans les cas où il observait de l'hyperesthésie générale ou partielle. M. Laillier a préconisé ce médicament dans les affections cutanées douloureuses.

L'anesthésie que le bromure de potassium détermine physiologiquement sur certainesmu jueuses à été utilisée par les chirurgiens pour faciliter certaines opérations. Sur l'isthme guttural, l'anesthésie étant facilement obtenue à l'aide du bromure de potassium, on a eu l'idée de se servir de cet agent avant de procéder aux examens laryngoscopiques (Rieken), soit encore pour faciliter des opérations de staphyloraphie (Debout, Rames, Gosselin, Huette). L'action anesthésique du bromure de potassium sur la conjonctive et la muqueuse de l'urèthre a été aussi recherchée pour aider à pratiquer certaines opérations sur l'œil et sur l'urèthre ; on a ainsi facilité l'examen de l'œil et des opérations d'uranoraphie, et le cathétérisme, etc.

Thielmann et Gorriquer Griffith sont les premiers qui ont préconisé le bromure de potassium dans le traitement des rétrécissements de l'urèthre. M. le Dr Cusco suit depuis longtemps cette pratique, et en a toujours retiré de bons effets.

M. Thielmann a également utilisé l'action sédative du bromure de potassium sur les organes génitaux, en le prescrivant contre le satyriasis, le priapisme, dans certaines formes de blennorrhagie, et enfin contre les pollutions nocturnes. MM. Fallani et Ricord ont également utilisé le bromure de potassium pour combattre l'érétisme des organes génitaux. Ajoutons, chemin faisant, que M. Thielmann, en outre de l'administration du bromure de potassium à l'intérieur, conseille l'emploi local sur le pénis, de compresses d'eau tiède tenant en dissolution le même sel.

MM. Lafont-Gouzy et Binet ont également recommandé le bromure de potassium pour combattre la spermatorrhée.

A l'action anesthésique du bromure de potassium, nous rattachons, avec Trousseau et M. Pidoux, l'influence que peut avoir ce médicament dans la guérison de certains engorgements. C'est ainsi qu'il est possible d'expliquer les faits cités par MM. Pourché (de Montpellier), Rames, Huette et Puche, et les amendements que ces médecins ont observés dans des cas d'engorgements ganglionnaires du cou et de l'aine, dans des cas d'inflammation chronique des testicules et de l'épididyme. C'est aussi de la même manière que le bromure de potassium a agi dans les mains de MM. Andral et Fournet, qui s'en sont servi pour combattre des arthritites chroniques, et ils ont vu que le bromure de potassium diminuait les douleurs articulaires, et produisait quelquefois plus; aussi ont-ils considéré le bromure de potassium comme un fondant.

Nous répondrons avec Trousseau et M. Pidoux, que « nous savons tous quel rôle joue la douleur dans les phlegmasies. Nous savons également que, dans certaines inflammations, celles même de la nature la plus grave, l'emploi des agents stupéfiants a souvent pour effet d'amener des modifications très-considérables. C'est ainsi que les applications topiques d'opium, de belladone, de stramoine, de ciguë, font rétrocéder et quelquefois disparaître des engorgements subaigus ou chroniques dont l'issue semblait devoir être fâcheuse. »

C'est en constatant les succès incontestables que parut avoir, dans certains cas de manifestations scrofuleuses, le bromure de potassium, que les médecins ont été amenés à considérer ce médicament comme anti-scrofuleux. C'est l'opinion de Pourché, de Glovers, de Horing, etc.; mais les recherches ultérieures n'ont pas donné de brillants résultats. Aussi, la valeur thérapeutique du bromure de potassium, dans la scrofule, estelle aujourd'hui très-discutée. Aux États-Unis, on se sert contre la scrofule du bromure de fer.

Mais ce n'est pas seulement dans la scrofule que les médecins ont voulu utiliser la prétendue propriété dyscrasique du bromure ; mais aussi dans la syphilis, dans la diphthérite.

Mais MM. Puche et Ricord ont prouvé que jamais le bromure de potassium n'a exercé la moindre influence curative dans les accidents soit secondaires, soit tertiaires de la syphilis constitutionnelle.

En Autriche, Werneck préconise le deuto-bromure de mercure contre la syphilis.

Dans la diphthérite, M. le Dr Ozanam a obtenu des succès remarquables (15 guérisons sur 15 cas) avec le bromure. A ce sujet, MM. Trousseau et Pidoux disent : « En présence de succès aussi merveilleux que ceux qui sont annoncés ici par M. Ozanam, on comprend que notre devoir est de nous tenir dans une prudente réserve. » Ajoutons que l'expérience ne paraît pas avoir vérifié cette puissance du bromure contre la diphthérite.

Quelques médecins attribuent cependant encore une action au bromure, sur la résorption des éléments néoplastiques. M. le professeur Gubler croit à l'indication de ce médicament dans les cas d'hypertrophie cardiaque de cause inflammatoire ou rhumatismale, et dans ce cas il recommanderait avec Trousseau, d'associer le bromure avec l'iodure, afin de se rapprocher de la composition des eaux salines.

L'action sédative du bromure sur le cœur a engagé M. Gubler à donner ce médicament contre les palpitations nerveuses ou symptomatiques d'affections organiques.

OBSERVATION.

Palpitations nerveuses. — Guérison par le bromure.

Le 1er mai 1869, entrait à l'hôpital Beaujon, dans le service de M. le professeur Gubler, salle Sainte-Marthe, une femme âgée de 58 ans, atteinte depuis une quinzaine d'années de palpitations cardiaques, pour lesquelles elle fit plusieurs séjours dans divers services hospitaliers.

Le facies de cette malade est bon; quelques varicosités capillaires se voient sur la face. Jamais il n'y a eu d'œdème des membres inférieurs; l'état général est satisfaisant. Elle se plaint de douleurs vagues au niveau de l'hypochondre, de sensation d'étouffement revenant de temps à autre.

Dans ses antécédents morbides, on retrouve diverses manifestations de cet état nerveux, dénommé hystéricisme.

La main appliquée sur la région précordiale, fait constater au premier temps, à la pointe, un frémissement; à l'auscultation, on trouve un bruit de souffle léger au premier temps, et à la pointe, indiquant manifestement un léger degré d'insuffisance mitrale, insuffisance également traduite sur le tracé sphygmographique et par le pouls radial caractéristique (80 pulsations par minute). Signes de catarrhe bronchique; pas de troubles digestifs. — Julep; 1 gr. de teinture digitale.

8 mai. Quatre jours après son entrée, le chiffre des pulsations était à 70; la tension artérielle était augmentée. Effets immédiats de la digitale.

Le 16. La malade n'a plus que 66 pulsations; néanmoins, elle se plaint toujours de ses palpitations qui sont aussi violentes, d'insomnie, et de divers malaises par névropathie.

M. Gubler, pensant alors que les palpitations tiennent plutôt à une irritation de pneumogastrique par dilatation paralytique des capillaires qui se distribuent au niveau de l'origine de ce nerf, ordonne un julep avec 2 grammes de bromure de potassium.

Deux jours après, la malade accuse une grande différence dans l'état de sa santé; elle n'éprouve presque plus de palpitations, si ce n'est par instants très-courts; elle dort bien la nuit. Le pouls oscille entre 66 et 70. La tension artérielle est modérée.

Le Dr Fallani avait également employé le bromure dans les maladies du cœur. M. Gubler préconise encore le bromure dans la cachexie exophthalmique, et croit que ce médicament doit ici être substitué à l'iodure.

Nous terminerons en citant le mémoire récent de M. le Dr Moutard-Martin, qui a étudié les effets thérapeutiques du bromure de potassium chez les jeunes enfants, et qui a montré qu'on pouvait en tirer, chez ces petits malades, de très-bons résultas, soit contre l'insomnie des enfants à la mamelle, soit contre les phénomènes nerveux qui se rattachent à la dentition. Mais une contre-indication formelle à l'emploi du bromure existe chez les enfants : c'est la diarrhée.

BIBLIOGRAPHIE

POUR SERVIR A L'HISTOIRE PHYSIOLOGIQUE ET THÉRAPEUTIQUE DU BROMURE DE POTASSIUM.

1837. Pourché de Montpellier. De l'action thérapeutique du brome et de ses principales combinaisons. In Journal de chimie médicale, p. 594.

1837. J. Fournet. Emploi thérapeutique du brome dans l'arthrite chronique. Bulletin de thérapeutique, février, t. XIV, p. 87.

1837. Werneck. De l'emploi du deuto-bromure de mercure dans la syphilis. In Annales de médecine belge et étrangère, t. III.

1847. A. V. Græfe. De bromo, ejusque præcipuis præparatis. Dissert. inaug. Berol.

1847. Bouchardat et Stuart Cooper. Expériences sur le bromure. In Annuaire de thérapeutique.

1850. Huette. Recherches sur le bromure de potassium. Thèse de Paris.

1850. Rames. Du bromure de potassium. Thèse de Paris.

1850. Jr Snell de Long-Island (New-York). Empoisonnement par le brome. In New-York Journal of med., septembre.

1851. Gillespie. Emploi thérapeutique du bromure de fer. In Philadelphia med. Examiner.

1851. Prieger et Hœring. In die Neueren Arzneimittel von Dr Aschenbrenner und Siebert. Erlangen, p. 164.

1854. Thielmann. Bromure de potassium. Son action sédative sur les organes de la génération. In Medic. Zut. Russland's et Journal de pharmacologie de Bruxelles, 1854.

1856. Ozanam. Du brome, son action curative et prophylactique contre les affections pseudo-membraneuses. In Comptes-rendus de l'Académie des sciences.

1857. Binet. Trois nouvelles observations à l'appui de l'emploi du bromure de potassium dans le traitement de la spermatorrhée. In Union médicale.

1858. David Alter. Du bromure de potassium dans la phthisie. In The Dispensatory in the United States of America. Philadelphia, p. 1381 et 1382.

1859. Ozanam. Du brome et de ses composés dans les affections pseudo-membraneuses. Gazette des hôpitaux, mai.

1859. Rieken. In Journal de la Société des sciences médicales et naturelles de Bruxelles, septembre.

1860. Guibert. Histoire naturelle et médicale des nouveaux médicaments, p. 328.

1861. Lafont-Gouzi. Nouveaux faits témoignant de l'efficacité du bromure de potassium dans la spermatorrhée. In Compte-rendu de la Société de médecine de Toulouse.

1862. Wilks. De l'iodure et du bromure de potassium dans l'épilepsie. In Medic. Times et Dublin med Press. Janvier.

1862. Reimslagh. Du bromure de potassium. Son effet anesthésique sur les membranes muqueuses. In Journal de médecine et de chirurgie pratiques, septembre.

1864. A. Gubler. De la puissance sédative du bromure de potassium. In Bulletin de thérap., p. 5 et 49.

Debout. Note sur les propriétés hypnotiques du bromure de potassium. In Bullet. de thérap., p. 97.

R. Vigouroux. Note sur l'état nerveux ou nervosisme, ou de l'utilité du bromure de potassium. In Acad. de médecine.

Robert Mac-Donnel. Observations à l'appui du traitement de certaines formes d'épilepsie. In Bull. de thérap., p. 981, et in Dublin quarterley journal of medic. science.

René Blache. Hystéro-épilepsie. Traitement par le bromure de potassium. Cessation des attaques. In Bull. de thérap., p. 556.

Grandeau. Examen comparatif des propriétés physiologiques des sels de rubidium, potassium et sodium. In Journal de Robin.

1865. Guttmann. In Berliner klinische Wochenschrift, n° 341. M. Diese's Archiv, Bd. XXXV, S. 450.

Bartholoy. Sur l'emploi thérapeutique du bromure de potassium. In Cincinnati Lancet, novembre.

Dumont. Chorée. Récidive chez une femme enceinte de cinq mois; pas de rhumatisme antécédent; emploi du bromure de potassium; guérison. In Bull. de thérap., t. LXVIII, p. 178.

Bazin. Nouvel exemple des bons effets du bromure de potassium dans l'épilepsie. In Gaz. des hôp., n° 35.

Moreau, de Tours. Du bromure de potassium dans le traitement de l'épilepsie. In Union médicale, n° 40.

Bazin. Du bromure de potassium dans la méningite tuberculeuse. In Gaz. des hôp., n° 37.

Demeurat. Bons effets du bromure de potassium dans un cas d'épilepsie. In Gaz. des hôp., 17 août.

Gorrequer Griffith (de Dublin). Bons effets du bromure de potassium dans les rétrécissements de l'urèthre. In Medic. Presse du 18 octobre.

Bricheteau. Tremblement mercuriel. Bons effets du bromure de potassium. In Bull. de thérap., LXX, p. 371.

1866. H. Buignet. Articles Brome et Bromure. Nouveau Dict. de médecine et de chirurg. pratiq., t. V.

Léon Marq. Bromisme. Art médic. de Bruxelles.

Fallani. Des effets du brome et des bromures. In Gazetta medica Italiana Venete. 5 maggio.

A. Voisin. Recherches cliniques sur le bromure de potassium et sur son emploi dans le traitement de l'épilepsie. In Bull. de thérap., t. LXXI, p. 97-147.

Belgrave. De l'emploi des bromures de potassium, d'ammonium et de cadmium dans la folie et l'épilepsie. In Bull. de thérap., t. LXXI, p. 92.

1867. Namias. Emploi thérapeutique du bromure de potassium contre l'épilepsie. Acad. des sciences, séance du 20 mai.

Eulenburg et Guttmann. Recherches expérimentales sur l'action physiologique du bromure de potassium. Acad. des sciences, séance du 24 juin.

A. Eulenburg und Guttmann. Ueber die physiologische Wirkung des Bromkalium. In Virchow's Archiv, November 1867, p. 91-109.

J.-V. Laborde. Action physiologique du bromure de potassium, établie par l'expérimentation sur les animaux. Acad. des sciences, séance du 1er juillet.

Martin-Damourette et Pelvet. Étude expérimentale sur l'action physiologique du bromure de potassium. Bull. de thérap., 30 septembre et 15 octobre.

Ant. de Beaufort. Bons effets du bromure de potassium dans la coqueluche. In Bull. de thérap., t. LXXII, p. 560.

Segond Fereol. Un cas d'intoxication par le bromure. In Bull. de la Soc. de thérap , séance du 4 octobre.

Rabuteau. Recherches sur l'élimination des bromures In Gaz. heb., n° 37, p. 582.

A. Pletzer. Emploi au bromure de potassium dans l'épilepsie (Deutche Klinik, n° 10 et Schimdt's Jahrbucher, n° 8.

R. Marchand. Etude physiologique et thérapeutique. Thèse de Paris, n° 71.

Tessier de Lyon. In Gaz. méd. de Lyon, 15 novembre.

A. Saison. Du bromure de potassium et de son antagonisme avec la strychnine. Action thérapeutique. Thèse de Paris, n° 181).

1868. Thomas de Sédan. Mémoire sur l'action thérapeutique du bromure de potassium. Bull. n° 5 de la Société médicale de Reims.

Clouston. Experiments to determine the precise effects of bromide of potassium in epilepsy (the Journal of mental science, october).

Meuriot. De la méthode physiologique en thérapeutique et de ses applications à l'étude de la belladone. Thèse de Paris.

— De l'action physiologique de la belladone. In Bulletin de thérapeutique, nos du 15 juillet et du 1er août

J.-V. Laborde. Recherches expérimentales sur l'action physiologique et thérapeutique des composés de potassium et du bromure de potassium en particulier. In Archives de physiologie normale et pathologique, n° 3, p. 420, 443.

A. Gubler. Commentaires thérapeutiques du Codex medicamentarius. Art. Bromure de potassium, p. 523 et seq.

Hameau. Intoxication par le bromure de potassium. In Journal de médecine de Bordeaux, n° 3, mars, p. 120.

1869. Cordes. Du traitement des accidents nerveux de la grossesse par le bromure de potassium.

Maréchal. De l'emploi du bromure de potassium dans l'épilepsie. Gaz. des hôp., 8 juin.

— Du traitement des névroses convulsives par le bromure de potassium. In Gaz. des hôp.

Legrand du Saulle. Pronostic et traitement de l'épilepsie. Br. Paris et in Gaz. des hôp.

Montard-Martin. De l'emploi du bromure chez les jeunes enfants.

Rabuteau. Des variations de l'urée sous l'influence du bromure de potassium. In Gaz. hebd., n° 12.

Paris. A. Parent, imprimeur de la Faculté de Médecine, rue Mr-le-Prince, 31.

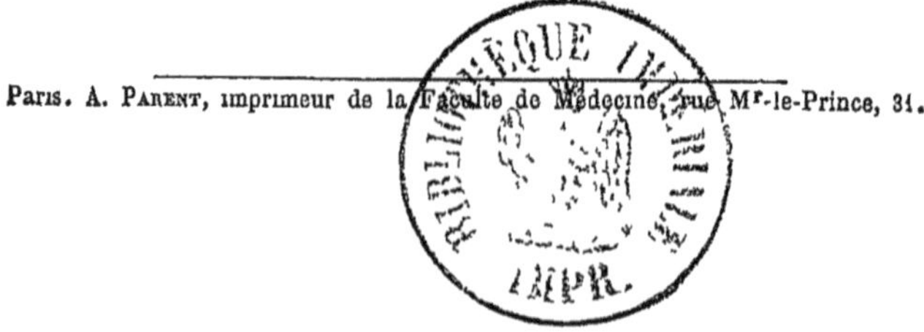